LES ACTUALITÉS MÉDICALES

Le Diabète non compliqué et son Traitement

LES ACTUALITÉS MÉDICALES

Collection de volumes in-16, de 96 pages, cartonnés. Chaque volume : 1 fr. 50

APERT. *Les Enfants retardataires.*
— *La Goutte et son traitement.*
AUVRAY. *Diagnostic de l'appendicite.*
BARBIER et ULMANN. *La Diphtérie.*
BÉCLÈRE. *Les Rayons de Röntgen et le Diagnostic des Maladies*, 3 vol.
BORDIER. *Les Rayons N et les Rayons N_1.*
BOUFFE DE SAINT-BLAISE. *Les Auto-intoxications de la grossesse.*
BRAQUEHAYE. *La Gastrostomie.*
BROUARDEL. *Les Accidents du travail.* 2e éd.
CARNOT. *Les Régénérations d'organes.*
CATHELIN. *Le Cloisonnement vésical.*
CERNÉ et DELAFORGE. *La Radioscopie clinique de l'estomac.*
CHANTEMESSE et BOREL. *Mouches et Choléra.*
— *Moustiques et Fièvre jaune.*
CHAVANNE. *Le traitement de la Surdité.*
CHIPAULT. *Chirurgie nerveuse d'urgence.*
CLAUDE. *Cancer et Tuberculose.*
COLLET. *L'Odorat et ses Troubles.*
COURMONT et DOYON. *Le Tétanos.*
DELHERM et LAQUERRIÈRE. *L'Ionothérapie électrique.*
DENY et CAMUS. *Les Folies intermittentes.*
DENY et ROY. *La Démence précoce.*
DOR. *La Fatigue oculaire.*
EMERY. *Le Traitement de la syphilis.* 2e édit.
ENRIQUEZ et SICARD. *Les Oxydations de l'Organisme.*
FROUSSARD. *Le Traitement de la Constipation.* 2e édit.
GAREL. *Le Rhume des Foins.*
GASTOU. *L'Ultramicroscope.*
— *Les Maladies du Cuir chevelu.* 2e éd.
— *Hygiène du Visage.*
GASTOU et GIRAULD. *Diagnostic de la Syphilis.*
GAULTIER. *Technique de l'exploration du Tube digestif.*
— *Calculs biliaires et Pancréatites.*
— *Les Dilatations de l'Estomac.*
— *Les Opsonines.*
GILBERT et LION. *La Syphilis de la Moelle.*
GILLES DE LA TOURETTE. *Les Myélites syphilitiques.*
— *Le Traitement de l'Épilepsie.*
GOUGET. *L'Artériosclérose et son traitement.* 2e édit.
GRASSET. *Diagnostic des Maladies de la Moelle.* 3e édit.
GRASSET. *Diagnostic des Maladies de l'Encéphale.* 2e édit.
GUISEZ. *Trachéobronchoscopie et Œsophagoscopie.*
HORAND. *Syphilis et Cancer.*
JOUAUST. *Les Traitements des Entérites.*
KEIM. *Les Médications nouvelles en obstétrique.*
LABBÉ (H.). *Les Médications reconstituantes.*
— *La Diathèse urique.*
LABBÉ (M.). *Le Cytodiagnostic*, 2e édit.
— *Le Sang*, 2e édit.
LANNOIS et POROT. *Les Thérapeutiques récentes dans les Maladies nerveuses.*
LEFAS. *La Technique histo-bactériologique moderne.*
LEGUEU. *Le Rein mobile.*
LE NOIR. *L'Obésité et son traitement.*
LÉPINE. *Le Diabète.* 2 vol.
LÉVY et BAUDOIN. *Les Névralgies et leur Traitement.*
LIPPMANN. *Le Pneumocoque.*
MARFAN. *Le Rachitisme.*
MAUBAN. *L'Arthritisme.*
MOSNY. *La Protection de la santé publique.*
MOUCHET. *Chirurgie intestinale d'urgence.*
NATTAN-LARRIER. *Les Médications préventives.*
NICOLAS et JAMBON. *Hygiène de la peau et du cuir chevelu.*
OPPENHEIM et LŒPER. *La Médication surrénale.*
PAUCHET. *Chirurgie des Voies biliaires.*
PÉHU. *L'Alimentation des enfants malades.*
POUSSON. *Traitement chirurgical des Néphrites médicales.*
RÉGNIER. *La Mécanothérapie.*
— *Radiothérapie et Photothérapie.*
RICHE. *Les États neurasthéniques.*
SACQUÉPÉE. *Les Empoisonnements alimentaires.*
SAINTON et DELHERM. *Les Traitements du Goitre exophtalmique.*
SÉZARY. *Tuberculinothérapie et sérothérapie antituberculeuse.*
TEISSIER. *Les Albuminuries curables.*
TERRIEN. *Thérapeutique oculaire.*
TRIBOULET et COYON. *Le Rhumatisme articulaire aigu en bactériologie.*
VASCHIDE et PIÉRON. *Psychologie du Rêve.*
VILLEMIN. *Le Canal vagino-péritonéal.*
WIDAL et JAVAL. *La Cure de Déchloruration*, 2e édit.
ZIMMERN. *La Fulguration.*
ZIMMERN et TURCHINI. *Courants de haute fréquence et d'Arsonvalisation.*

LES ACTUALITÉS MÉDICALES

Le Diabète non compliqué et son Traitement

PAR

R. LÉPINE
PROFESSEUR HONORAIRE A L'UNIVERSITÉ DE LYON
CORRESPONDANT DE L'INSTITUT
ASSOCIÉ DE L'ACADÉMIE DE MÉDECINE

TROISIÈME ÉDITION
entièrement refondue

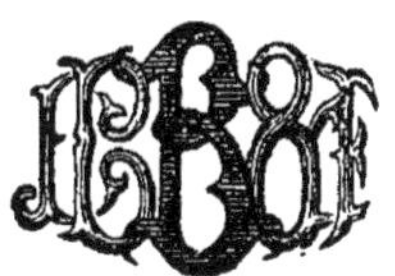

PARIS
LIBRAIRIE J.-B. BAILLIÈRE ET FILS
19, RUE HAUTEFEUILLE, 19

1912

LE DIABÈTE NON COMPLIQUÉ

ET SON TRAITEMENT

INTRODUCTION

Nos connaissances sur la pathogénie du diabète se sont, depuis Cl. Bernard, singulièrement modifiées : dans la conception de cet éminent physiologiste l'exagération de la glycogénie hépatique suffisait à le constituer. — Le professeur Bouchard a remis la question sur sa vraie base en prouvant au contraire que la diminution de la glycolyse est l'élément essentiel de cette maladie. Puis j'ai montré que la sécrétion interne du pancréas favorise la consommation du sucre dans les tissus ; d'où la conséquence que celle-ci doit être diminuée quand la sécrétion interne du pancréas fait défaut ou devient moindre.

D'autres sécrétions internes influent aussi sur la glycogénie. Celle-ci n'est pas localisée dans le foie, comme l'avait pensé Cl. Bernard : il existe dans le sang, et probablement dans tous les tissus, des combinaisons où le sucre est complètement dissimulé à tous nos réactifs (*sucre virtuel*) et d'où il se dégage très facilement à l'état de glycose (Lépine et Boulud).

On pourra lire dans un ouvrage plus complet (1) l'exposé détaillé de ces progrès. Ce qu'on trouvera surtout dans les pages suivantes, ce sont des notions pratiques sur l'étiologie, les symptômes, le diagnostic et le traitement du diabète exempt de complications (2).

Ces notions, simplement énoncées ici, sans les faits expérimentaux qui leur donnent une base solide, et sans les développements nécessaires pour leur assurer un caractère scientifique,

(1) Lépine, *Le Diabète sucré*, Paris, Alcan, 1909.

(2) J'ai traité des complications dans une publication spéciale qui a paru en 1905 dans la collection des *Actualités médicales*.

risqueront de paraître un peu élémentaires. Elles sont cependant aussi précises et aussi exactes que le permet l'état actuel de la science. Je ne donne presque pas de références bibliographiques ; mais il n'est pas un seul point de cet exposé qui ne soit fondé sur une documentation solide, dont on trouvera l'indication dans l'ouvrage précédemment cité. C'est également dans ce livre que sont exposées les recherches que j'ai poursuivies depuis vingt ans.

I. — ÉTIOLOGIE ET PATHOGÉNIE

FRÉQUENCE. — ÉTIOLOGIE GÉNÉRALE

On a parfois cherché à déterminer combien il existe de diabétiques sur 100 000 *vivants* (1). Mais la fréquence du diabète varie beaucoup suivant les races, les professions, l'âge, etc. Elle n'est pas la même dans les différentes villes de l'Europe. Tout ce que l'on peut dire, d'une manière générale, c'est que le diabète n'est pas une maladie rare.

On sait que le diabète est un peu plus fré-

(1) Voir dans la *Revue de Médecine* 1909, p. 665, les chiffres que Williamson donne de la mortalité diabétique annuelle relativement à 100 000 vivants. Mais il n'est pas très correct d'apprécier la *morbidité* d'après la mortalité. — Ces chiffres montrent, au moins, que les différentes villes d'Europe sont très inégalement frappées. En France, on remarque aussi à cet égard des différences singulières : par rapport à Bordeaux, le diabète est rare à Lyon. Dans cette dernière ville, il ne paraît pas augmenter de fréquence, tandis qu'il est en progression constante à Berlin. A Paris, d'après J. Bertillon, après une période d'augmentation rapide, la progression depuis 1890 est devenue très faible (Voir *Revue de Médecine*, 1911, p. 428).

quent chez l'homme que chez la femme, qu'il est beaucoup plus commun à l'âge moyen de la vie que dans la jeunesse, et qu'on l'observe avec une fréquence particulière chez les Israélites, chez les individus adonnés à la bonne chère. L'excès dans l'alimentation est une grande cause de diabète.

ÉTIOLOGIE SPÉCIALE

Hérédité. — L'influence de l'hérédité est autrement puissante que celle de la race, ce qui se comprend facilement, car les unités d'une race sont bien moins semblables entre elles que celles d'une famille. On la retrouve dans un sixième, et peut-être dans un cinquième des cas. Mais ce qui est héréditaire, ce n'est pas tant la maladie que la prédisposition ; car parfois le diabète frappe l'enfant avant que la maladie soit bien manifeste chez le père (1).

Influence de quelques maladies constitutionnelles ou infectieuses. — Beaucoup

(1) Le diabète héréditaire est relativement précoce.

de diabètes ont pour cause une disposition constitutionnelle qui a certaine parenté avec la goutte et l'obésité (Proust, Bence-Jones, Bouchard). Parmi les maladies infectieuses, la grippe est celle qui exerce l'influence la plus manifeste (1).

Causes morales. — Les émotions vives, les soucis d'argent, les grands chagrins, par exemple la perte d'un enfant, exercent aussi, chez les prédisposés, une influence diabétogène incontestable. D'après diverses statistiques, ces diverses causes se rencontrent dans un tiers au moins des cas de diabète.

Bien d'autres causes pourraient être citées. Ainsi on voit parfois le diabète survenir pendant une grossesse ou après la cessation précoce de l'allaitement. D'autre part on a cité des diabètes qui cessaient pendant une partie au moins du temps de la gestation. Ces diverses éventualités s'expliquent assez bien quand on essaie de les

(1) Quelques auteurs, notamment le professeur J. Teissier, se fondant surtout sur la coexistence du diabète chez des conjoints, sont disposés à admettre la contagion comme cause possible de cette maladie. Cette vue, théoriquement, est très admissible ; mais des preuves *décisives* font encore défaut.

soumettre à l'analyse. Ainsi, dans le dernier cas, il s'agit de femmes à nutrition ralentie et qui mangent plus qu'il n'est utile. La croissance du fœtus leur soustrait une certaine quantité de matériaux nutritifs qui constituaient un excès.

Diabète traumatique. — D'après ma statistique, sur 100 diabétiques, 5 environ ont été victimes d'un traumatisme (1). Mais il s'en faut que le traumatisme soit, dans ces cas, la seule cause du diabète ; car, chez un grand nombre de ces malades, on peut relever l'existence d'une prédisposition héréditaire. Le traumatisme n'agit chez eux que comme cause accidentelle. En laissant de côté les cas où, la présence du sucre n'étant pas nettement spécifiée, on peut penser qu'il s'agissait d'une simple polyurie, l'analyse des observations montre que les symptômes du diabète sucré ont apparu :

(1) Cantani admet une proportion double ; mais je trouve cette assertion très exagérée, au moins pour l'adulte. Elle est peut-être soutenable pour l'enfant, car les chutes sur la tête sont communes chez eux. Or, le traumatisme du crâne est particulièrement efficace.

Dans les trois premiers jours, chez 30 p. 100 ;
Dans la première semaine, chez 15 p. 100 ;
Dans les trois premiers mois, chez 35 p. 100 ;
Ultérieurement, chez 20 p. 100.

Ainsi, dans un cinquième des cas, le diabète n'a été reconnu que plus de trois mois après l'accident.

Au point de vue médico-légal, ces diabètes, à début *apparent tardif*, sont embarrassants, surtout s'il existe chez le malade une cause de diabète autre que le traumatisme. Dans ce cas, il convient, selon moi, de tenir compte de tous les éléments étiologiques.

Il faut aussi se rappeler que, beaucoup de malades s'observant fort mal, le début réel du diabète a pu être plus rapproché du traumatisme qu'ils ne le croient.

LÉSIONS PATHOGÉNIQUES

Contrairement à ce qu'on aurait pu supposer, on n'en rencontre de nettement accentuées que chez un petit nombre de diabétiques.

Lésions du système nerveux. — L'effet de la piqûre du plancher du quatrième ventricule a, naturellement, fait rechercher avec beaucoup de soin les lésions du système nerveux chez les diabétiques ; mais, sauf dans le diabète traumatique, on n'en a que bien rarement constaté (1).

Dans 100 cas de diabète traumatique, on a observé :

Une lésion plus ou moins nette du plancher du quatrième ventricule près de 25 fois (2) ;

Des lésions diverses du système nerveux dans 40 cas ;

(1) Voir, pour les lésions nerveuses non traumatiques chez les diabétiques, mon ouvrage déjà cité, p. 404.

(2) La lésion du plancher est parfois très minime. Voir dans mon livre (p. 419-420) l'observation d'un ouvrier qui tomba sur l'occiput, et qui, après quelques jours de malaise et d'obnubilation intellectuelle, fut amené à ma clinique. Une ponction lombaire laissa écouler un liquide très légèrement teinté de sang ; *pas de glycosurie.* Quelques mois plus tard, il rentre avec un diabète grave, et meurt d'un coma acétonémique. A l'autopsie, la partie antérieure du lobe frontal droit, en partie détruite, présentait une cavité du volume d'un gros œuf de pigeon, à parois ochreuses. A la face supérieure du bulbe, à droite, le corps restiforme adhérait au cervelet par des tractus de tissu conjonctif, reliquat d'un processus inflammatoire. On sait par les travaux de Duret que des lésions du plancher sont la conséquence d'une commotion cérébrale.

Pas de lésion appréciable dans 35 cas.

Les progrès de l'investigation anatomique réduiront sans doute cette dernière catégorie. Cela est d'autant plus probable qu'en l'absence de tout traumatisme, une vive émotion paraît suffire pour produire une petite lésion (par action vaso-motrice) : Williamson rapporte l'observation d'une jeune femme bien portante qui, ayant vu tomber son neveu, ressentit une émotion extrême, puis un *état anxieux*, qui la rendit incapable de toute occupation. Quatre semaines plus tard, on constata de la polyurie et de la glycosurie, puis des symptômes de diabète grave, auquel elle succomba au bout de dix-sept mois. L'autopsie fit reconnaître l'existence de petites hémorragies dans le plancher du quatrième ventricule.

Lésions du foie. — Sous l'influence des idées de Cl. Bernard, on s'est beaucoup préoccupé de l'état anatomique du foie chez les diabétiques. Mais les résultats actuels sont à cet égard assez décevants. Le plus souvent, à l'autopsie, on l'a trouvé macroscopiquement sain ; dans un tiers des cas un peu gros. On observe rarement un état plus ou moins cirrhotique de l'organe. Quand il existe, on constate à l'examen microscopique que le pancréas présente aussi de la cirrhose (1), dont la production a été expliquée par l'hypertension porte (2).

Cirrhose du foie avec pigmentation. — Hanot et Chauffard, Letulle, etc., ont attiré l'attention sur la coexistence, d'ailleurs rare, d'une cirrhose (généralement hypertrophique) du foie, d'une sidérose plus ou moins généralisée, et d'un diabète. On a donné à ce complexus le nom de *diabète bronzé*. S'agit-il d'une espèce particulière de diabète? Ce serait aller un peu vite que de l'affirmer ; car le diabète dit *bronzé* pourrait n'être qu'une complication d'une sidérose, consécutive à un processus hémolytique, et qui produit un diabète dans les cas où se développe une cirrhose du pancréas.

Lésions du pancréas. — Une cirrhose plus

(1) Guillain, *Rev. de Méd.*, 1900. — Klippel et Lefas, *Rev. de méd.*, *id.*, 1903. — D'Amato, Lando, Luzzatto, Poggenpol. — Voir mon livre, p. 428.

(2) Voir Gilbert et Chabrol, *Archives de méd. exp.*, 1910.

ou moins accentuée du pancréas se rencontre chez un grand nombre de sujets, diabétiques ou non. Pour que cette lésion exerce une influence patho génique notable, il faut qu'elle présente une certaine intensité, et que l'atrophie de l'organe soit très prononcée. C'est ce qu'on voit dans près de la moitié des cas de pancréatite calculeuse, affection d'ailleurs rare.

Comme cause de pancréatite, Carnot avait invoqué surtout l'infection par voie ascendante ; mais la fréquence de l'infection par cette voie est actuellement contestée (1).

Il s'en faut que la valeur exacte d'une lésion pancréatique puisse être sûrement appréciée à l'œil nu. L'examen histologique est indispensable ; car c'est le microscope seul qui permettra de distinguer la cirrhose périacineuse, lésion banale, de la cirrhose intraacineuse, sur la valeur de laquelle Lannois et Lemoine ont attiré les premiers l'attention. C'est également le micros-

(1) Klippel et Chabrol, Salomon et Halbron ont expérimentalement réalisé l'infection du pancréas par voie sanguine. Adams, Richet fils et Saint-Girons ne l'ont pu obtenir par voie intestinale.

cope qui fera reconnaître les lésions insulaires auxquelles, depuis les travaux de Laguesse et d'Opie, beaucoup d'auteurs accordent une importance que je trouve d'ailleurs exagérée. Que les îlots soient fréquemment (1) et parfois même particulièrement lésés dans certains cas de diabète, je n'y contredis point ; mais les lésions des acini sont d'autant moins négligeables que leurs cellules participent aussi à la sécrétion interne (2).

Importance de la sécrétion interne du pancréas. — Il ne faut pas s'étonner qu'une glande pourvue d'un conduit excréteur possède aussi une sécrétion interne : ainsi que l'a dit Brown-Séquard, tous les tissus cèdent *quelque chose* à la lymphe et au sang veineux, surtout les tissus et organes dont l'activité est très grande. Or le pancréas, sous ce rapport, se distingue d'une manière toute particulière. Sa température, au moins à certains moments de la diges-

(1) Voir Dubs, Thèse de Paris, 1907.

(2) C'est aussi la conclusion de U. Lombroso, après discussion approfondie des faits anatomo-pathologiques (*Ergebnisse der Physiologie*, 1910, IX, p. 43-47).

tion, est la plus élevée de tout le corps (1). Il y a donc des raisons sérieuses pour admettre que cet organe fournit une sécrétion interne importante. J'ai, le premier, affirmé sa réalité (2) et les greffes pancréatiques de Minkowski et Hédon l'ont prouvée d'une manière rigoureuse.

Laguesse a supposé que cette sécrétion provient exclusivement des îlots de Langerhans auxquels, pour ce motif, il a imposé l'épithète d'*endocrines* (3). Mais les cellules des acini et celles des îlots ont la même origine et sont de même nature. Il semble donc très probable que les premières peuvent céder quelque principe aux capillaires lymphatiques ou sanguins. Cette vue est plus qu'une hypothèse : il résulte en effet de mes recherches déjà anciennes, et que

(1) Lépine, *Archives de méd. expérim.* 1899, p. 543.

(2) Lépine, *Lyon médical*, 29 décembre 1889, et *Revue scientifique*, 28 février 1891.

(3) Laguesse, *C. R. de la Société de biologie*, 26 octobre 1895, et *Écho médical du Nord*, 2 novembre 1902. Dans plusieurs publications ultérieures, et récemment dans le *Journal de physiologie*, janvier 1911, Laguesse revient sur la transformation des acini en îlots, et réciproquement ; mais ce fait, qu'il a eu le mérite de démontrer, ne prouve pas que les îlots participent seuls à la sécrétion interne. Il tendrait plutôt à faire admettre le contraire.

j'ai récemment reprises avec la collaboration de Boulud (1), que le premier effet de la ligature du canal de Wirsung est d'augmenter beaucoup le pouvoir glycolytique du sang. Or les îlots de Langerhans ne communiquent pas avec les canaux excréteurs, et un excès de pression dans ces canaux ne peut retentir que sur les cellules des acini.

Un anatomiste danois des plus consciencieux, Heiberg, insiste beaucoup sur la diminution du *nombre* des îlots dans certains cas de diabète. Cette constatation est fort intéressante, mais elle n'a pas la signification qu'on serait tenté de lui attribuer ; elle ne prouve pas que les îlots soient exclusivement endocrines. Selon moi, elle peut s'expliquer par une diminution d'activité du parenchyme pancréatique devenu incapable de former de nouveaux îlots.

La sécrétion interne du pancréas ne se borne pas à favoriser la glycolyse (2), on admet aussi

(1) Lépine et Boulud, *C. R. de la Société de biologie*, 21 novembre 1903, et *Journal de physiologie*, 1911 mai.

(2) Voir dans mon livre sur le diabète, p. 175 et suivantes,

qu'elle sert à la *fixation* des hydrates de carbone (Chauveau et Kaufmann, Pavy). Elle a peut-être encore d'autres usages. U. Lombroso croit qu'elle contribue à la résorption des graisses.

Autres sécrétions internes. — La sécrétion interne de la glande thyroïde et surtout celle des capsules surrénales tendent à augmenter le sucre du sang. Il semble même que cette dernière soit presque indispensable à la production d'une hyperglycémie.

Celle de l'hypophyse paraît agir dans le même sens (1) ; et, s'il existe des glycosuries, et même de vrais diabètes consécutifs à une maladie de Basedow (2), on connaît aussi des diabètes sous la dépendance d'une tumeur de l'hypophyse, généralement, mais pas toujours, avec acromégalie.

Un des premiers cas publiés est celui d'une

les nombreuses preuves de l'action favorisante de la sécrétion interne du pancréas dans la glycolyse.

(1) Le plus récent travail sur ce sujet a paru dans le *Bulletin of the Johns Hopkin's Hospital*, juin 1911. Il a pour auteurs E. Goetsh, H. Cushing et C. Jacobson.

(2) Beaucoup de ces faits ont été réunis par Souques et Marinesco.

femme acromégalique de mon service. Son urine renfermait par litre 70 grammes de sucre (1).

Il est certain que des troubles d'autres sécrétions internes sont susceptibles de favoriser le développement d'un diabète (2). Celles-ci sont influencées par le système nerveux, et il n'est pas impossible qu'un certain nombre de diabètes soit sous la dépendance d'une excitation du sympathique, dont l'influence l'emporte sur celle des nerfs antagonistes (autonomes de Langley) (3).

PATHOGÉNIE DU DIABÈTE

L'hyperglycémie, qui est la cause prochaine du diabète sucré, est la conséquence d'une diminution du pouvoir glycolytique des tissus, à

(1) Voir mon livre, p. 439. — ARTHUR DELILLE, Thèse de Paris, 1908. Quant aux cas sans acromégalie, voir LUCIEN et PARISOT, *Revue neurologique*, 1909, p. 970.

(2) APERT (*Nouvelle Iconogr. de la Salpêtrière*, 1904), SPILLMANN, JEANDELIZE et PARISOT (*Soc. de biologie*, 1910, 19 mars) ont rapporté des cas de diabète paraissant sous la dépendance d'un état d'infantilisme.

(3) Voir EPPINGER, FALTA et RUDINGER, *Zeitsch. f. kl. Med.*, 1908.

laquelle s'ajoute très souvent un certain état de *labilité* des hydrates de carbone de l'économie.

Diminution de la glycolyse. — J'ai montré il y a vingt ans, avec M. Barral, que la glycolyse est moindre dans le sang des diabétiques, et que leurs tissus consomment moins de sucre (1). Ce n'est pas que les oxydations soient diminuées chez eux. Nencki et Sieber ont depuis longtemps prouvé qu'elles sont aussi actives que chez les sujets sains ; c'est parce que les tissus des diabétiques sont impuissants à dédoubler la molécule de glycose aussi bien qu'à l'état normal. Chez l'animal en santé, ce dédoublement, qui est le phénomène essentiel de la glycolyse, est favorisé par la sécrétion interne du pancréas, qui agit d'une manière très efficace, comme une sorte de *sensibilisatrice* (De Meyer) (2).

(1) Voir *Revue de Méd.*, 1910, p. 424. La diminution de la glycolyse dans le sang du chien diabétique a été pleinement confirmée par Vandeput (Laboratoire du Prof. Slosse, Liége, janvier 1910).

(2) On attribue parfois à Cohnheim l'idée que le pancréas agit *en favorisant* la glycolyse générale. C'est une erreur : j'ai

Labilité des hydrates de carbone. — La diminution de la glycolyse, à un degré plus ou moins prononcé, existe chez tous les diabétiques. De plus, chez la plupart, au moins, on observe un état assez complexe que l'on peut schématiquement appeler *labilité* des hydrates de carbone, et qui consiste dans une transformation plus facile du glycogène en sucre, et aussi dans le fait que la molécule d'albumine donne plus facilement du glycose qu'à l'état normal (1).

Comment expliquer cette formation plus facile de sucre? J'ai depuis longtemps émis l'idée qu'il s'agit là peut-être d'un de ces phénomènes réactionnels, si communs dans l'économie, et qui, comme beaucoup de réactions de défense,

exprimé très explicitement cette opinion cinq ans avant Cohnheim (*Le Diabète et son traitement*, Paris, 1899, p. 26); et c'est De Meyer qui l'a précisée.

(1) Une autre particularité de la *labilité* du sucre consiste dans le fait que le sucre virtuel du sang passe très facilement à l'état de sucre libre. Ainsi, que l'on saigne à blanc un chien, le sucre virtuel de son sang cessera d'être combiné, c'est-à-dire dissimulé aux réactifs du sucre. Il deviendra libre, d'où l'hyperglycémie plus ou moins prononcée que l'on constate après les fortes saignées. Voir Lépine et Boulud, *Société de biologie*, 1910, et *Journal de physiologie*, mars 1911.

dépassent le but : l'économie souffre du défaut des combustions de glycose ; par une réaction aveugle, elle en fabrique davantage, comme ferait un homme inintelligent qui, ayant froid et ne remarquant pas que le tirage de son poêle est insuffisant, le bourrerait de combustible.

Nombreuses espèces de diabète sucré. — Le défaut de dédoublement du glycose chez les diabétiques est plus ou moins prononcé. Il y a aussi des variétés infinies dans la *labilité* des hydrates de carbone. Telles sont les causes qui engendrent des espèces nombreuses de diabète sucré. Ce n'est pas parce qu'un diabétique a une lésion du pancréas, un autre une lésion du système nerveux, tandis qu'un troisième n'a pas de lésion appréciable, que ces trois diabétiques différeront les uns des autres ; c'est seulement parce que les modalités de la glycolyse, de la glycogénie, etc., seront différentes. C'est l'analyse physiologique et clinique et non l'anatomie pathologique qui permet d'établir diverses espèces de diabète.

SANG DIABÉTIQUE

Résultat du défaut de la glycolyse, et, souvent, d'un excès de glycogénie, l'hyperglycémie est l'anomalie essentielle du diabète. La proportion du sucre contenu dans le sang varie en général de 2gr,5 à 5 grammes pour 1 000 grammes de sucre, rarement au-dessous, et rarement au-dessus.

Le sang diabétique décolore un certain nombre de substances colorantes, par exemple le bleu de méthylène s'il est ajouté à ce dernier dans la proportion de 20 milligrammes de sang pour 1 centimètre cube d'une solution de bleu à 1 p. 6 000. C'est la réaction de Williamson, bien étudiée par Lyonnet (1), et qui, ainsi que d'autres plus récentes (2), peuvent servir au dosage *approximatif* du sucre dans de petites quantités de sang, ce qui, au point de vue clinique, est un avantage appréciable (3).

(1) Lyonnet, *Lyon médical*, 24 janvier 1897.

(2) Wacker, *Zeitschrift für physiolog. Chemie*, LXVII.

(3) La réaction de Bremer consiste dans la coloration verdâtre que prennent les globules rouges secs, fixés sur une lame de

DE L'ÉLÉMENT RÉNALE DANS LE DIABÈTE SUCRÉ

Le sang, à l'état normal, renferme environ 1 gramme de sucre par litre. Or l'urine normale n'en renferme que quelques centigrammes. Diverses hypothèses peuvent expliquer ce fait : on peut, par exemple, supposer que l'endothélium des glomérules et l'épithélium des tubes opposent une barrière presque infranchissable au passage du sucre. Mais c'est une hypothèse gratuite. J'avoue être davantage porté à admettre que l'épithélium des tubes résorberait non seulement de l'eau, ainsi que l'exige la théorie de Ludwig, mais le sucre qui a filtré à travers la paroi glomérulaire (1). Quoi qu'il en soit, une chose est certaine : c'est que la glycosurie, dans

verre, quand ils sont traités par un mélange d'éosine et de bleu de méthylène (dans les mêmes conditions, les globules rouges du sang normal se colorent en rose). J'ai constaté avec Lyonnet — et Bremer l'a reconnu — que cette réaction n'est pas spéciale au sang diabétique. Nous l'avons obtenue avec les globules rouges du sang leucocythémique. Cette réaction n'a donc pas d'importance.

(1) Voir Lépine, *Paris médical*, 6 mai 1911.

le diabète sucré, n'est pas rigoureusement en relation avec l'hyperglycémie (1), et il y a des raisons de croire que cette discordance, parfois importante, est en partie due à l'intervention d'un élément rénal (2).

J'ai publié, il y a quelques années, le cas fort extraordinaire d'une femme brightique et diabétique, dont le sang, le dernier jour de la vie, renfermait environ 10 grammes de sucre par litre. La glycosurie était minime. On peut donc affirmer que, lorsque le rein est peu perméable, la glycosurie est faible, eu égard à l'hyperglycémie (3).

Quant aux cas de diabète sans hyperglycémie,

(1) Dans les premières heures après l'ablation du pancréas (par exemple au bout de 8 à 10 heures), l'hyperglycémie ne dépasse guère 2 grammes, et cependant la glycosurie est déjà très accentuée. Au contraire, trente ou quarante heures plus tard, c'est-à-dire quarante et quelques heures après l'ablation du pancréas, l'animal étant resté à l'inanition, l'hyperglycémie est très forte, et, à cause de l'inanition, la glycosurie faible.

(2) Lépine, *Semaine médicale*, 1895, p. 383.

(3) Lépine, *Revue de Médecine*, 1897, p. 832. Le dosage a été fait par mon préparateur M. Fauchon, et répété deux fois avec le même résultat. Mais, comme il a été pratiqué seulement par la méthode de la réduction, il se peut que certaines substances réductrices, non sucrées, aient été comptées comme sucre.

que Seegen avait entrevus, et sur lesquels l'attention a été de nouveau attirée dans ces dernières années (1), je suis disposé à les expliquer par l'insuffisance des cellules rénales à résorber le glycose transsudé au niveau des glomérules (2) (Voir page précédente).

(1) Voir aussi ACHARD et WEIL, *Soc. méd. des hôpitaux de Paris*, 21 janvier 1898.

(2) Voir notamment le cas publié par le professeur Debove sous le nom de *Diabète aglycémique* (*Presse méd.*, 1904). Ce cas, comme celui de Kolisch et Buber (*Wiener med. Woch.*, 1897), a été observé chez une fille hystérique. — Voy. aussi LÉPINE, *Société médicale des hôpitaux de Lyon*, 1904.

II. — SYMPTOMATOLOGIE

Mode de début. — Sauf dans des cas relativement très rares, le début du diabète est *insidieux*, si bien que, pendant des mois, et même des années, le malade se fait illusion sur l'état réel de sa santé. Il peut même considérer comme favorable l'accroissement de son appétit. Cependant, s'il s'observe avec intelligence, il remarque, le plus souvent, une déchéance de ses forces, une diminution de l'acuité visuelle ou de ses aptitudes génésiques, et, plus rarement, un peu d'amaigrissement, ou bien une sensation insolite de soif, une succession de furoncles, etc.

Enfin, à un certain moment, des symptômes urinaires évidents se manifestent.

1. — SYMPTOMES URINAIRES

Caractères de l'urine. — Le volume de l'urine excrétée en vingt-quatre heures est presque toujours très augmenté. Mais les polyuries excessives se rencontrent plutôt dans le diabète insipide.

La densité de l'urine diabétique, le plus souvent, est assez élevée ; exceptionnellement on l'a vue au-dessous de la normale.

Son acidité est presque toujours augmentée.

Il existe, en général, une certaine corrélation entre la quantité d'urine émise dans les vingt-quatre heures et la proportion du sucre par litre ; toutefois, dans le diabète dit *decipiens*, l'urine, bien que sa quantité n'excède pas celle de l'état normal, peut renfermer plus de 30 grammes de sucre par jour.

La proportion du sucre par litre atteint rarement 80 grammes. On l'a vue s'élever à 110 grammes. La quantité totale de sucre excrétée en vingt-quatre heures est de plusieurs centaines de grammes dans les cas graves, surtout si les malades ingèrent beaucoup d'hydrates de carbone.

L'influence des divers hydrates de carbone sur la glycosurie est très variable. Elle dépend de l'intensité de leur glycolyse dans l'intestin (1),

(1) Une certaine proportion de sucre, formé dans l'intestin aux dépens des matières amylacées, est certainement transformée

de la rapidité de leur résorption, de leur aptitude à être emmagasinés sous forme de glycogène et de la facilité avec laquelle ils sont consommés par les tissus, etc. Le plus souvent 50 grammes de lactose et surtout de lévulose augmentent moins la glycosurie d'un diabétique que le même poids de glycose.

Il est des diabétiques qui ne deviennent glycosuriques qu'après le repas, d'où le précepte, sur lequel ont insisté de nouveau Gilbert et Lereboullet, de leur faire faire le fractionnement des urines (1). Cette méthode est aussi utile pour apprécier, chez ces malades, l'influence de tel ou tel aliment.

Mais le sucre urinaire, chez les diabétiques graves, ne provient pas seulement des hydrates de carbone ingérés. C'est, en partie, du sucre de désassimilation. L'excitation hépatique produite par les repas, surtout par certains aliments, favorise la formation de ce sucre. C'est sans doute

en acide lactique ou acides semblables. Voir mon article sur la glycolyse, *Semaine médicale*, 1911, p. 289.

(1) Gilbert et Lereboullet, *Société médicale des hôpitaux de Paris*, 31 décembre 1909.

en partie par ce mécanisme que les matières albuminoïdes ingérées en excès augmentent la glycosurie. Il est démontré d'ailleurs que presque tous les albuminoïdes, même ceux qui, comme la caséine, ne renferment pas de sucre dans leur molécule, peuvent en produire (1).

Quant à l'influence de l'ingestion de la graisse sur la glycosurie, elle est niée par la plupart des auteurs. Me fondant sur quelques observations cliniques, je serais moins absolu.

Rapport du sucre à l'urée. — L'urine du chien dépancréaté, au régime de la viande, renferme environ 1,4 de sucre pour 1 d'urée. Mais chez l'homme diabétique, qui ingère toujours une certaine quantité d'hydrates de carbone, et surtout chez le diabétique grave, le rapport du sucre est plus élevé. Ainsi un diabétique excrétant 600 grammes de sucre par jour ne rend guère que 30 grammes d'urée au plus. Cela fait un rapport de 1 à 20.

(1) Ils le produisent par l'intermédiaire des acides aminés renfermés dans la molécule d'albumine. Ce fait, démontré par les circulations artificielles à travers le foie (Embden), a été bien à tort contesté par Pflueger.

Nature des sucres contenus dans l'urine diabétique. — On sait aujourd'hui que, outre le glucose, l'urine diabétique renferme d'autres matières sucrées (mais en quantité minime), notamment du maltose ou un sucre analogue (Lépine et Boulud, Geelmuyden). Ce sucre ne provient pas nécessairement des féculents ingérés ; car nous avons constaté sa présence dans l'urine de chiens dépancréatés, au régime exclusif de la viande. Dans ce cas, il résulte sans doute d'une transformation imparfaite du glycogène. On pourrait s'étonner que la maltase qui existe dans le plasma sanguin ne fasse pas passer le maltose à l'état de glycose; mais il est probable qu'elle ne s'y trouve pas à l'état de liberté.

Le lévulose se rencontre beaucoup plus rarement que le maltose dans l'urine diabétique ; mais, chez quelques malades qui, cliniquement sont des diabétiques (légers), on a vu le lévulose relativement plus abondant que le glycose. Des cas de ce genre ont été exceptionnellement observés par Seegen, Rosin et Labaud, Lépine et Boulud, etc.; mais de la présence de lévulose dans l'urine, on ne peut conclure à l'existence d'une lévulosémie. Car, si l'urine est alcaline, le glycose excrété par le rein peut se transformer en lévulose dans les voies urinaires (Lobry de Bruyn, Königsfeld).

On trouve aussi parfois de l'arabinose dans l'urine des diabétiques (1) et, exceptionnellement, de l'inosite (Meillère).

Substances non sucrées contenues dans l'urine diabétique. — ***Urée.*** — Nous avons déjà indiqué le rapport du sucre à l'urée. Si on envisage isolément l'excrétion de cette dernière, on peut distinguer deux espèces de diabétiques, suivant qu'elle est normale ou exagérée relativement à leur poids. Une désassimilation azotée excessive est un élément morbide important.

Acide urique. — On a émis sur l'excrétion de l'acide urique chez les diabétiques les assertions les plus contradictoires. En réalité, l'acide urique *exogène* est naturellement abondant chez ceux

(1) L'arabinose est un pentose, c'est-à-dire un sucre renferment seulement 5 atomes de carbone. Nous reviendrons sur la *pentosurie* au chapitre du diagnostic.

qui mangent beaucoup de viande. Quant à l'acide urique *endogène*, il est rare qu'il soit augmenté chez les diabétiques et même, en général, il est diminué. Chez des diabétiques graves, on a parfois trouvé une proportion exagérée des corps alloxuriques.

Ammoniaque. — L'augmentation de l'ammoniaque urinaire chez quelques diabétiques a été signalée dans la première moitié du dernier siècle par notre grand chimiste Boussingault. Sa signification a été connue plus tard, quand on a su par les travaux de l'École de Schmiedeberg que la production d'ammoniaque chez le diabétique est souvent un processus de défense de l'économie contre l'acidose. Comme nous ne traitons pas ici de l'acétonémie, c'est dans le volume consacré aux *complications* du diabète qu'on trouvera discutée la question de l'ammoniurie.

Acides lactique et oxalique. — Ces acides sont parfois en excès dans l'urine de diabétiques, et on a publié quelques observations où la proportion d'acide oxalique était énorme. Il s'agit là de troubles de nutrition exceptionnels et qui constituent une véritable complication.

Chlorure. — Le plus souvent leur proportion dans l'urine ne présente rien de particulier; mais il est des cas où existe une véritable chlorurie (Rodriguez).

Acide phosphorique. — ***Chaux.*** — Les professeurs B. et J. Teissier ont signalé l'alternance (d'ailleurs rare) de la glycosurie et de la phosphaturie. Pour l'expliquer, J. Teissier a émis l'hypothèse ingénieuse que, sous l'influence de conditions inconnues, le glycose se dédoublerait en acide lactique, dont la présence dans le sang créerait un état très favorable à la décomposition des phosphates calcaires (1) et à l'élimination de phosphates. En fait, la fragilité des os a été plusieurs fois observée dans les diabètes graves. Mais c'est une complication, dont il ne saurait être question ici.

Fer. — On a parfois noté une exagération de l'excrétion du fer, probablement en rela-

(1) Une molécule de glycose, en se dédoublant, peut donner, théoriquement, deux molécules d'acide lactique :

$$C^6H^{12}O^6 = 2\,C^3H^6O^3.$$

tion avec une augmentation de l'hémolyse.

Albuminurie. — D'après ma statistique, on n'observe une albuminurie un peu prononcée que chez un dixième environ des diabétiques. Si on se livre, comme Kulz et comme le professeur J. Teissier, à un examen minutieux de l'urine, la proportion des cas d'albuminurie est considérable (plus de 80 p. 100, Kulz ; 46 p. 100, J. Teissier). Mais, dans beaucoup des cas de Kulz, l'albuminurie n'a été décelée que d'une manière intermittente, et « comme une simple opalescence ».

Dans 5 p. 100 au moins des cas, il existe une véritable néphrite, c'est-à-dire une complication organique plus ou moins sérieuse. Nous n'avons pas à nous en occuper ici. — Dans quelques cas, d'ailleurs très rares, bien étudiés par J. Teissier, l'albuminurie alterne avec la glycosurie. J'ai observé un cas de ce genre des plus nets chez une femme hystérique. Il y avait chez elle des périodes de polyurie avec glycosurie, et d'autres périodes où l'albuminurie remplaçait absolument la glycosurie. Dans ces périodes, l'excrétion urinaire était peu abondante.

J. Teissier insiste aussi sur l'albuminurie alimentaire dans le diabète. J'en ai vu aussi quelques cas ; il suffit que le malade soit mis au régime strict pour que la glycosurie soit remplacée par de l'albuminurie. Si alors on le soumet au régime lacto-végétarien, l'albumine s'évanouit tandis que reparaît le sucre.

De tels faits sont rares. Ce que l'on observe plus communément, c'est une albuminurie légère, dont la pathogénie est difficile à déterminer, mais que, pour ma part, je crois être causée par des lésions rénales discrètes.

2. — TROUBLES CIRCULATOIRES

L'hypertension est assez fréquente chez les diabétiques. Un certain nombre d'entre eux présentent de l'artériosclérose et parfois des signes de faiblesse cardiaque, c'est-à-dire une tendance à l'embryocardie, une accélération notable du pouls quand le malade passe de la position couchée à la station verticale, etc. Cet état du système circulatoire est une véritable complication, et, à ce titre, doit entrer en ligne de compte dans le pronostic du diabète (1).

3. — FONCTIONS DIGESTIVES

On conçoit que l'ingestion de liquides et de solides en quantité excessive amène parfois des troubles de la digestion gastrique. Ces troubles paraissent dépendre plus souvent d'une anachlorhydrie que d'une hyperchlorhydrie.

Vu la fréquence des lésions du pancréas chez les diabétiques, on pouvait *a priori* supposer que, chez eux, l'utilisation des aliments se fait souvent d'une manière imparfaite. Mais cette prévision n'est pas confirmée par les faits : la balance de l'azote ingéré et de l'azote excrété par l'urine montre que, sauf exception, le déficit est faible. La graisse, il est vrai, peut être un peu moins

(1) Contrairement à ce qu'on eût pu supposer, on trouve à l'autopsie de près de la moitié des diabétiques le cœur *petit* et le myocarde pâle. Mais chez un tiers j'ai trouvé au contraire le cœur gros. L'hypertrophie de l'organe est tantôt sous la dépendance d'un rein scléreux ou d'une artériosclérose généralisée, tantôt en relation avec une augmentation (primitive) de volume des autres organes. En effet, le diabète n'épargne pas les arthritiques de forte stature et ayant originellement des organes gros.

bien utilisée que les matières albuminoïdes. Quant à la digestion des substances amylacées, elle paraît se faire chez les diabétiques aussi complètement que chez les sujets sains.— A noter que, contrairement à ce qui a lieu chez ces derniers, les sellés des diabétiques renferment une petite proportion de sucre (au moins un demi-gramme par kilogramme).

4. — SYMPTOMES FOURNIS PAR L'APPAREIL RESPIRATOIRE

Chez les diabétiques exempts de complications pulmonaires, l'examen de l'appareil respiratoire au moyen de la percussion et de l'auscultation ne présente aucune anomalie; mais l'étude des échanges gazeux nous fournit des renseignements sur la nutrition.

Malheureusement les résultats sont quelque peu contradictoires.

On peut cependant affirmer, contrairement à une assertion ancienne de Pettenkofer et Voit, que, sauf exception rare, les échanges gazeux ne sont pas diminués chez les diabétiques, et même qu'ils peuvent être augmentés dans le diabète grave (Robin et Binet, Mohr, etc.).

Quant au quotient respiratoire (1), il est en général diminué chez les diabétiques, ce qui tient au défaut de destruction du glycose (2). Jamais il n'atteint l'unité, comme on peut l'observer chez l'homme sain après l'ingestion du sucre. Sa limite supérieure est 0,7 (Hanriot), rarement 0,8 (Magnus-Lévy).

5. — NUTRITION CHEZ LES DIABÉTIQUES

L'amoindrissement de la glycolyse chez les diabétiques présente de grandes différences, suivant les malades : chez quelques-uns, elle est peu accusée. Il faut savoir aussi que certains sucres sont mieux utilisés que d'autres. Le glycose est celui qui l'est le moins, et cependant il l'est toujours *en partie*. Quand on parle de

(1) On sait qu'on entend par *quotient respiratoire* le rapport entre le volume de l'acide carbonique exhalé et celui de l'oxygène absorbé, ce dernier étant supposé égal à 1.

(2) La combustion de l'albumine donne pour quotient respiratoire 0,8 ; celle de la graisse 0,7. Ce n'est qu'avec les hydrates de carbone que le quotient peut atteindre l'unité ; car ces substances sont les seules qui renferment assez d'oxygène pour leur propre combustion.

l'insuffisance glycolytique chez les diabétiques, on entend que la glycolyse est affaiblie, plus ou moins, mais non abolie.

Plus variées encore sont les modalités se rapportant à la glycogénie et à ce que j'ai appelé la labilité du sucre. Toutes les éventualités peuvent se présenter, de sorte que, parmi les maladies de la nutrition, le diabète est la plus complexe dans sa pathogénie et la plus protéiforme dans ses symptômes.

Il semble à première vue qu'une désassimilation plus abondante des albuminoïdes (et des graisses) soit inévitable, pour compenser le déficit de calories causé par le défaut d'utilisation des hydrates de carbone. Cependant, si, chez certains diabétiques, la désassimilation des matières albuminoïdes dépasse de plus de 30 p. 100 l'état normal, chez d'autres elle demeure dans les limites ordinaires (1). Il n'est

(1) J'ai vu un sujet de poids normal, diabétique héréditaire virtuel, qui restait aglycosurique tant qu'il se contentait de deux litres de lait et qui devenait glycosurique en y ajoutant une tranche de viande. C'était un diabétique à nutrition ralentie qui ne pouvait assimiler une ration normale.

d'ailleurs pas certain que chez les premiers la désassimilation exagérée corresponde à un besoin réel de l'organisme. Il se peut qu'elle résulte en partie d'une habitude vicieuse. Ce qui paraît le prouver, c'est que par la restriction de l'alimentation carnée on ramène graduellement l'urée au taux normal. Entre autres inconvénients, cet excès d'albumine a celui d'augmenter la glycosurie. Mais, à cet égard, il y a des exceptions ; car les exceptions aux règles fourmillent dans la pathologie du diabète : Naunyn a vu un diabétique de vingt-huit ans qui, au régime exclusif de 1 500 grammes de viande par jour, restait aglycosurique, c'est là un fait très insolite ; car, presque toujours la glycosurie s'aggrave par un régime carné excessif.

Elle varie d'ailleurs suivant la nature des albuminoïdes ingérés. En général, la viande et la caséine l'augmentent. La graisse, chez l'immense majorité des diabétiques, ne paraît pas l'accroître. Elle risque plutôt, sinon de créer, au moins d'augmenter l'acétonémie.

III. — DIAGNOSTIC

Un diabète léger, à marche lente, peut souvent rester ignoré par le malade, s'il ne s'accompagne d'aucune des complications (anthrax, affaiblissement de la vue, etc.) qui l'obligent à consulter le médecin. Quelquefois cependant un sujet attentif s'inquiète de la diminution de ses forces, plus souvent de son impuissance génésique ; ou bien c'est l'entourage qui remarque la soif, la polyurie, etc. L'examen de l'urine s'impose.

1. — L'URINE RENFERME-T-ELLE DU SUCRE ?

Dans le cas où le sucre n'existe dans l'urine qu'à l'état de traces, sa présence peut être méconnue par le médecin ; car, s'il en fait la recherche avec la liqueur de Fehling, et que la créatinine soit en proportion un peu forte dans l'urine, cette substance, en sa qualité de base, maintient en dissolution la petite quantité d'oxydule qui devrait être précipitée. On a la preuve de cette cause d'erreur en ajoutant à l'urine d'un sujet sain, s'alimentant largement de viande, une petite proportion de glycose (2 grammes environ par litre) : avec les sels de cuivre, on sera incapable d'en reconnaître la présence, tandis que le dosage de la même proportion de glycose dans l'*eau pure* s'y ferait avec une exactitude absolue.

Une erreur plus commune est celle qui consiste à croire à tort à la présence de glycose :

Il est très fréquent de rencontrer des arthritiques plus ou moins obèses qui ont l'apparence de diabétiques, sauf que leur urine est peu abondante. S'ils sont gros mangeurs, comme il arrive souvent, celle-ci renferme une forte proportion d'acide urique et d'autres substances réductrices, de sorte qu'un opérateur peu expérimenté croira que la réduction qu'il obtient est due à une matière sucrée. La difficulté est parfois assez grande. Voici le moyen de la résoudre : Si l'urine renferme au moins 3 grammes de sucre par litre, on peut employer le réactif de

Nylander (1) ; car l'oxyde de bismuth a sur l'oxyde de cuivre l'avantage de n'être pas réduit par l'acide urique, la créatinine, etc. Mais il est indispensable d'opérer avec une urine débarrassée d'albumine et de mucine, attendu qu'une trace de matière albuminoïde noircit le liquide, à cause de la formation de sulfure de bismuth. En cas de doute, il faut tenter l'épreuve de la fermentation, et surtout s'adresser à un chimiste qui fera un osazone.

2.— LA GLYCURIE CONSTATÉE EST-ELLE SYMPTOMATIQUE D'UN DIABÈTE ?

Il ne suffit pas qu'on ait la certitude que l'urine renferme du sucre, pour qu'on puisse diagnostiquer un diabète ; car elle peut renfermer un sucre qui n'est pas du glycose.

Lactosurie. — L'urine sucrée d'une femme dont la lactation vient brusquement d'être interrompue, renfermant, par conséquent, du lactose,

(1) Le réactif de Nylander est une solution de sous-nitrate de bismuth et de sel de Seignette dans de la lessive de soude à 10 p. 100. On fait bouillir pendant deux minutes 1 partie de ce réactif avec 10 parties d'urine. La présence du sucre est prouvée par la coloration noirâtre du liquide.

pourrait être considérée à tort comme une urine diabétique ; mais les circonstances cliniques du cas suffiront généralement pour éviter toute erreur. Ajoutons que le lactose ne fermente pas avec la levure de bière.

Pentosurie alimentaire. — J'ai rencontré une urine qui, à en juger par son pouvoir réducteur, paraissait renfermer plusieurs grammes de glucose ; mais elle ne présentait pas de pouvoir rotatoire. C'était l'urine d'un sujet bien portant qui, quelques heures auparavant, avait mangé un gros plat d'oignons blancs du Midi. Son pouvoir réducteur était dû à un pentose (arabinose inactive).

Pentosurie constitutionnelle. — La pentosurie n'est pas toujours d'origine alimentaire. On a, dans ces dernières années, publié quelques observations de pentosurie idiopathique. C'est un trouble de la nutrition bien distinct du diabète, en général peu grave, mais lié parfois à des troubles nerveux. Même au point de vue pratique, il importe de le distinguer du diabète, car le régime antidiabétique est nuisible à ces malades.

Lévulosurie. — Le polarimètre permet aussi

de reconnaître, le cas échéant, le diabète lévulosurique. Ce diabète est, comme on sait, excessivement rare (1).

Glycosuries non diabétiques. — La présence bien constatée du *glycose* dans l'urine ne suffit pas pour qu'on puisse affirmer l'existence d'un diabète ; car des actions toxiques, des influences nerveuses, etc. peuvent amener une glycosurie temporaire (2). Toutefois, quand la proportion de glycose dépasse 10 grammes par litre, on peut affirmer qu'on a bien affaire à un diabète (3).

(1) Voy. plus haut p. 33.

(2) Voy. Roque, *Les Glycosuries non diabétiques*, dans la collection des *Actualités médicales*.

(3) Une femme de 45 ans est apportée à ma clinique, sans connaissance, à 6 heures du soir. Trois jours auparavant, elle paraissait bien portante. Mais, dans la soirée, elle s'est exposée à un courant d'air, étant en sueur, et a eu un frisson, puis de la céphalalgie, de l'agitation et du délire. Depuis la veille, elle était dans le coma. L'interne de garde, croyant à une urémie (car l'urine recueillie par le cathétérisme était albumineuse), fit une saignée qui n'amena pas de modification de l'état de la malade. Celle-ci succomba deux heures plus tard.

L'urine renfermait, outre un peu d'albumine, 12gr,5 d'urée et 24gr,7 de glycose. A l'autopsie, on a constaté l'existence de lésions de méningite cérébrospinale suppurée et l'intégrité des autres organes (y compris le pancréas).

Avions-nous eu affaire à un diabète ou à une glycosurie symptomatique de la méningite ?

En raison de l'intensité de la glycosurie, j'ai conclu en

3. — DIAGNOSTIC DES ÉLÉMENTS PATHOGÉNIQUES DU DIABÈTE

Il ne suffit pas de reconnaître l'existence d'un diabète sucré. Ce qui importe aussi, c'est de savoir à quel diabète on a affaire.

J'ai dit plus haut qu'un diabétique donné ne peut guère être rangé dans une *espèce* tranchée, et que, presque toujours, la maladie résulte du concours de plusieurs éléments pathogéniques. Il s'agit en conséquence de déterminer, si possible, leur importance relative. Il faut donc soumettre chaque cas particulier à une analyse minutieuse, tenir compte de l'hérédité, des habitudes hygiéniques, de l'alimentation, des maladies antérieures, des signes actuels. Malgré le soin qu'on apportera dans cette investigation, on n'arrivera pas toujours aux précisions désirables.

A première vue, il semble relativement facile

faveur du diabète, et les renseignements donnés ultérieurement par le mari nous ont appris que depuis deux ans, *au moins*, la malade se levait chaque nuit plusieurs fois pour boire et pour uriner. Il est donc certain que cette femme était atteinte de diabète.

de reconnaître un diabète pancréatique. En réalité, cela est le plus souvent très difficile, parce que les signes d'une maladie pancréatique sont équivoques. Il est même peu aisé d'affirmer le défaut de la sécrétion externe, à moins que l'examen minutieux des fèces ne révèle à la fois l'abondance de la graisse, la conservation des noyaux musculaires, et la diminution de l'amylase, auquel cas on ne peut guère hésiter. Mais alors même qu'on a pu établir le défaut de cette sécrétion, on n'est guère avancé, car on n'a pas la certitude que la sécrétion interne est également déficiente. Il est probable qu'elle est diminuée, mais on ne peut affirmer davantage. Réciproquement, alors qu'on a des motifs sérieux pour admettre l'intégrité de la sécrétion externe, on n'a pas de raison pour affirmer celle de la sécrétion interne, et l'existence du diabète doit au contraire faire supposer qu'elle est amoindrie.

IV. — PRONOSTIC

Les gens du monde, pour la plupart, se font une idée très erronée de la gravité du diabète. Les uns le considèrent comme un état négligeable, les autres comme une affection d'une excessive gravité. Sauf dans le cas de complications sérieuses, dont nous n'avons pas à nous occuper ici, la deuxième opinion n'est pas plus raisonnable que la première : le diabète non compliqué est une affection qui abrège, toutes choses égales, la durée de la vie, mais qui, traitée rationnellement, n'entraîne pas une issue fatale à brève échéance, et peut même guérir assez souvent. J'ai, pour ma part, suivi plusieurs années des diabétiques qui pouvaient passer pour guéris.

On a donc, des raisons de s'étonner que les compagnies d'assurances sur la vie aient écarté jusqu'ici les diabétiques (1). Beaucoup d'en-

(1) Voy. Siredey, De l'admissibilité des glycosuriques, etc. Rapport au 2e Congrès des médecins d'assurances (*Médecine moderne*, 2 et 9 octobre 1901).

tre eux ont d'assez bonnes chances de survie, à la condition qu'ils consentent à se laisser traiter; car l'absence d'un traitement éclairé, sauf dans quelques cas de diabète traumatique transitoire (1), aboutit fatalement à une aggravation.

Le pronostic du diabète est donc très différent suivant les cas, suivant les éléments pathogéniques qui lui ont donné naissance, suivant l'âge du malade (2), suivant sa docilité aux indications du médecin, etc.

J'ai dit, à propos du diagnostic, qu'il était le plus souvent bien difficile de fixer la part de chacun des éléments pathogéniques du diabète. Aussi, est-on généralement dans l'impossibilité de porter, à première vue, un pronostic précis sur un cas donné de diabète. Mais on y arrive généralement après quelque temps d'obser-

(1) Ou de diabète nerveux spontané. Voir le cas d'Audry publié par P. Courmont et Florence (*Soc. médic. des hôpit. de Lyon*, 21 juin 1910).

(2) On ne saurait trop insister sur la gravité relative du diabète dans le jeune âge. La guérison du diabète de l'enfant est *des plus rares*. — D'après Laache (*Med. Klinik*, 1910), le pronostic serait beaucoup plus grave chez la femme que chez l'homme, surtout dans la période comprise entre 20 et 30 ans.

vation. Si le malade se soumet exactement à divers régimes, on sera promptement édifié sur sa capacité d'assimilation vis-à-vis des hydrates de carbone et même, dans certains cas, sur l'intensité de la glycogénie.

Peut-on permettre le mariage aux diabétiques? — Sur cette question, j'estime qu'il convient, en général, de répondre par la négative : s'il s'agit d'une jeune fille, la grossesse ne peut lui être favorable, et il y a peu de chances pour que le produit de la conception soit viable (1). S'il s'agit d'un jeune homme, le mariage ne se présente pas dans des conditions beaucoup meilleures, eu égard à la gravité du diabète chez les jeunes sujets. Pour un homme d'âge moyen, et dont le diabète est léger, le mariage est assurément possible ; mais il ne faut pas compter beaucoup sur la virilité d'un diabétique.

(1) Les femmes adultes diabétiques mènent plus souvent leur grossesse à terme.

V. — TRAITEMENT

1. — TRAITEMENT PROPHYLACTIQUE

Bon nombre d'arthritiques obèses sont des diabétiques virtuels. Un traitement prophylactique rationnel peut enrayer chez eux le développement d'un diabète.

C'est aux moyens hygiéniques qu'il convient tout d'abord de recourir.

L'alimentation doit être sévèrement réglée. Il faut, chez eux, la ramener progressivement un peu au-dessous de la ration d'entretien, en diminuant principalement les hydrates de carbone et les graisses, de manière à leur faire perdre méthodiquement un certain nombre de kilogrammes. Les boissons alcooliques — qui sont utiles aux vrais diabétiques — doivent être chez eux supprimées. Le lait est utile, s'il remplace une partie de la ration journalière. Autrement, c'est-à-dire s'il est donné en supplément, il est nuisible.

Si, chez le diabétique grave, l'exercice musculaire ne peut être autorisé qu'avec prudence, il en est autrement dans la période prédiabétique, où les accidents causés par la fatigue ne sont pas à redouter, si le cœur est sain. L'exercice n'a dans cette période qu'un inconvénient, celui de stimuler l'appétit. La cure d'altitude — qui accroît la nutrition et augmente les échanges respiratoires — n'a pas les inconvénients de l'exercice musculaire forcé.

2. — TRAITEMENT DU DIABÈTE CONFIRMÉ

Avant de commencer le traitement du diabète, comme de toute maladie, il faut examiner le malade aussi complètement que possible ; et, pour cela, l'interroger minutieusement sur son genre de vie. Les malades s'observent souvent fort mal ; aussi est-il utile de contrôler leurs assertions par celles des personnes de leur entourage ; on apprendra ainsi des particularités qui leur avaient échappé.

Quand on connaît l'hygiène et la biologie du malade, on passe à l'examen médical de son état : antécédents héréditaires et personnels ; état des organes. Puis vient l'examen de l'urine, qui nous renseigne sur sa densité, son acidité, sa teneur en sucre et en urée, enfin sur l'existence ou l'absence d'albuminurie et d'acétonurie. Supposons qu'elle ne renferme pas d'albumine, ou n'en renferme que très peu, *qu'elle ne donne pas la réaction de Gerhardt*, que le malade ne présente pas de lésion d'organe (tuberculose, etc.), et qu'il n'y ait d'autres anomalies de la nutrition que le diabète, qu'en un mot le diabète ne soit pas compliqué, quel que soit d'ailleurs le chiffre quotidien du sucre, son traitement est relativement assez simple.

Il n'existe en effet dans ce cas qu'une indication fondamentale, celle de diminuer l'hyperglycémie. On remplira cette indication de deux manières : 1° en s'adressant à la cause, si cela est possible ; 2° en combattant directement l'hyperglycémie par une diététique appropriée, et par des agents physiques et médicamenteux. S'il existe avec le diabète un trouble de la nutrition : obésité, arthritisme, hyperchlorurie, phosphaturie, etc., etc., il faudra en même temps traiter ce trouble nutritif.

1. — *RÉGIME.*

Un certain nombre des auteurs qui ont récemment écrit sur le diabète procèdent de la manière suivante : ils estiment, tout d'abord, en se basant sur le poids du sujet et surtout sur sa surface cutanée, le nombre de calories qui lui sont nécessaires et cherchent à les lui procurer par un régime renfermant aussi peu d'hydrates de carbone que possible, en tenant compte des chiffres suivants :

100 grammes d'aliments non cuits renferment :

	Matières albuminoïdes.	Graisses.	Matières sucrées.	Valeur nutritive estimée en calories (1).
Viande de boucherie ..	22	5	2	132
Jambon fumé..........	25	36	»	405
Poulet	20	2	»	92
Oie grasse.......... .	16	46	»	459
Perdrix................	25	1,4	»	105
Alose..................	18	9	»	146
Carpe	15	4,7	»	96

(1) J'ai calculé les calories à l'aide des chiffres donnés par A. Gautier (*L'Alimentation*, 2e éd., p. 69). Ce sont ceux d'Atwater corrigés.

	Calories pour 1 gramme de substance.
Albumine............................	3,68
Graisses............................	8,65
Hydrates de carbone....	3,88

Saumon..............	21	12,7	»	188
Anguille..............	12	28	»	287
Foie de veau	17	2	0,5	65
Pain..................	7	»	60	256
Riz....................	6	1	75	324
Farine d'avoine........	4	12	77	420
Haricots secs..........	19	1	60	304
Lentilles..............	23	1	60	328
Pommes de terre......	1,5	»	20	82
Épinards..............	4	»	5	32
Beurre................	0,5	84,5	»	738
Fromage de Gruyère...	36	26	1	360
Brie et camembert.....	19	25,8	»	294
Parmesan.............	41	19,2	»	316
Huîtres...............	8,7	1,4	»	40
Champignons secs.....	25	2,7	6	98
Amandes.............	24	53	8	580
Chocolat.............	8	25	50	440
Un œuf..........	6	7	»	80
Un litre de lait....	35	40	35	630
Un litre de vin ...	»	»	»	près de 600

Voici, par exemple, un régime proposé par le professeur A. Gautier :

Aliments.	Quantités en grammes.	CONTENANT		
		Matières albuminoïdes. Grammes.	Graisses. Grammes.	Matières sucrées. Grammes.
Viande désossée......	900	180	40,8	3,2
Pain de gluten......	70	35	»	10,3
Légumes verts......	300	16	2,7	13
Pommes de terre....	60	0,8	0,1	12
Poisson.............	150	23	2,1	»
Crème de lait.......	100	3,7	22,7	4,2
Beurre et graisse....	100	1	85	0,7
Fromage...........	60	19	17	
Totaux......		278,5	170,4	43,4

Calories correspondantes (1)..	1024	1465	168
Calories des aliments.........		2657	
Auxquelles il faut ajouter les calories fournies par 40 gr. d'alcool....................		320	
Calories des aliments et boissons......................		2977	

Ainsi, avec le régime précédent, un homme sain de 65 kilogrammes, en n'ingérant que 43 grammes d'hydrates de carbone (au lieu de 380 grammes, quantité ordinaire), aurait près de 3 000 calories disponibles, c'est-à-dire une quantité plus que suffisante quand on ne se livre pas à un travail forcé (2). Un diabétique de même poids, chez lequel l'utilisation du glycose serait peu diminuée, aurait encore suffisamment de calories disponibles.

Il est assurément scientifique de procéder de la sorte ; mais je doute fort que cela soit pratique ; car, chez divers sujets, d'âge, de taille et de poids semblables, la désassimilation n'est

(1) Je les ai calculées en faisant quelques corrections qui m'ont paru nécessaires. Voilà pourquoi ces chiffres sont inférieurs à ceux de M. A. Gautier.

(2) En admettant que l'adulte ne se livrant pas à un travail fatigant a besoin de 39 calories, il suffirait de 2540 calories au sujet de 65 kilogrammes. — Voy. A. Gautier, *loc. cit.*, p. 70.

pas égale, et leurs besoins en calories ne sont pas identiques. Il faut aussi compter avec l'impossibilité de faire ingérer à un malade, doué d'un excellent appétit, juste la quantité des aliments prescrits. Puis, l'absorption intestinale n'est pas la même chez tous les individus ; et enfin les aliments ne donneront pas toujours la quantité de calories prévue. Pour l'albumine, nous avons admis qu'un gramme donne 3,68, mais l'albumine végétale ne fournit pas ce chiffre.

Quant aux hydrates de carbone de nos aliments, certains d'entre eux sont assimilables par les diabétiques ; or, les analyses ne nous donnent pas ce renseignement. Elles ne nous fournissent que des résultats bruts, qui pourraient, si l'on s'en tenait à la lettre, nous induire en erreur. Ainsi, dans le pain, le rapport des hydrates de carbone à l'albumine est comme 7 à 1. C'est exactement la proportion que nous donne le mélange de légumes que l'on appelle *julienne*. Eh bien, le potage julienne est loin de provoquer chez les diabétiques une glycosurie aussi forte que le potage au pain.

Dans les pois cassés, les haricots, les fèves, les lentilles et autres légumes de ce genre, le rapport des hydrates de carbone aux albuminoïdes n'est guère que comme 2 est à 1. C'est sensiblement le même rapport que dans le chou cabus, le chou-fleur, l'asperge, etc. Et cependant nous interdisons aux diabétiques les fèves et les lentilles, etc., tandis que nous leur conseillons les choux-fleurs, etc. C'est que, suivant la remarque fort juste du professeur A. Gautier, la cuisson enlève à ces légumes une grande proportion de leurs sucres et solubilise en partie l'amidon, qui s'en va avec l'eau de la cuisson. Les chiffres suivants le démontrent :

Hydrates de carbone dans 100 parties.

	Avant cuisson.	Après cuisson.
Choux-fleurs	3,2	1,4
Épinards	3	0,8
Choux cabus	5,7	3,2
Asperges	2,6	1,6
Raves	3,1	2,4

Comme on voit, la cuisson fait perdre aux légumes une bonne partie de leurs hydrates de carbone (1).

(1) La viande bouillie perd aussi la plus grande partie de

Il me paraît donc difficile de déterminer d'une manière tant soit peu exacte le chiffre de calories nécessaires à un diabétique donné, et il semble impossible, avec les analyses fort insuffisantes que nous possédons des aliments, même usuels, de constituer un régime fournissant juste le nombre de calories exigées. Enfin je ne peux m'empêcher de considérer comme très artificielles les évaluations en calories de la valeur nutritive des aliments ; car il convient de faire les réserves les plus formelles sur ce qu'on appelle l'isodynamie (1). Pour ces divers motifs, dont on ne peut récuser la valeur, j'établis le régime d'un diabétique en tenant seulement compte des notions suivantes :

1° Le poids du malade, non son poids actuel,

ses hydrates de carbone ; elle perd encore un peu d'azote. Le bouillon de 100 grammes de viande renferme en effet :

		P. 100 de la quantité renfermée dans la viande crue.
Matières albuminoïdes..........	1gr,87	9
Inosite et hydrates de carbone..	0gr,15	98

(1) Voir à cet égard ce que j'ai écrit sur les régimes dans le volume : Médications générales, de la *Bibliothèque de Thérapeutique*, de Gilbert et Carnot, p. 518.

mais son poids avant sa maladie. Ce poids est-il normal par rapport à la taille?

2° Les quantités de sucre et d'urée éliminées dans les vingt-quatre heures.

Si le poids est au-dessus de la normale, le traitement est en général facile. En effet, avec une cure d'amaigrissement, on guérit, ou, tout au moins, on améliore le diabète. *S'il est, au contraire, fort au-dessous*, on peut être dans l'embarras.

Dans ce dernier cas, si la quantité de sucre excrétée en vingt-quatre heures est considérable, et si le malade ne tolère pas bien les graisses, la difficulté sera particulièrement sérieuse. Il est, avant tout, nécessaire de lui faire récupérer du poids; on réduira sans doute les hydrates de carbone, mais on se gardera, en tout cas, de les supprimer complètement : une certaine dose, généralement supérieure à 80 grammes, est nécessaire. Autrement on expose le malade à l'acétonémie.

Si le chiffre de l'urée ne dépasse pas 0gr,4 *par kilogramme*, je ne diminue pas la viande ; *autrement* je la restreins progressivement, en augmentant les graisses (1), ce qui n'a pas d'inconvénient, si elles sont bien digérées et ne provoquent pas l'apparition d'acétone dans l'urine.

I. Restriction des hydrates de carbone. — La restriction des hydrates de carbone, ainsi que le remarque Naunyn, a l'avantage non seulement d'abaisser, pendant que le sujet y est soumis, le taux du sucre des humeurs de l'organisme, mais encore d'assurer ultérieurement, au moins dans la plupart des cas, une plus grande tolérance pour ces substances : le repos relatif de la fonction fait récupérer à l'organisme une partie de son énergie glycolytique.

Pain et féculents. — Beaucoup de diabétiques font abus de féculents ; mais, chez le plus grand nombre, c'est par l'ingestion de pain que se fait l'apport le plus considérable des hydrates de carbone. On a vu plus haut que 100 grammes

(1) Ce chiffre est empirique. Il serait plus scientifique de rapportée l'urée, non au kilogramme corporel, mais au kilogramme d'albumine fixe, ainsi que le fait le professeur Bouchard. D'après lui, chez l'homme normal de 1m,60 à 1m,65, il y a 150 grammes d'albumine fixe par kilogramme de poids corporel. Chez l'obèse, le poids d'albumine fixe est naturellement moindre.

de pain renferment 53 grammes d'hydrates de carbone (le pain de luxe peut en renfermer plus de 55 grammes) qui, en se transformant en glucose, donneront un peu plus (60 grammes), de sorte qu'un diabétique mangeant un demi-kilogramme de pain par jour peut théoriquement (1) faire entrer dans son organisme *plus* de 260 grammes de glycose, plus ou moins réfractaire à l'assimilation. On voit qu'il est important de restreindre beaucoup l'ingestion du pain.

Par suite d'un préjugé trop répandu, la plupart des diabétiques croient bien faire en ne mangeant que de la croûte. Il est vrai que la mie est généralement plus indigeste. Mais, d'autre part, il est moins préjudiciable à un diabétique de manger de la mie, parce qu'à volume égal elle renferme un poids moindre d'hydrates de carbone. Ajoutons que, la mie étant peu appétissante, les malades ne seront pas tentés de dépasser la dose de pain permise. Celle-ci doit être aussi minime

(1) Je dis *théoriquement*, parce qu'il est possible qu'une quantité plus ou moins considérable de glycose soit détruite dans l'intestin. Voir *Semaine méd.*, 1911, p. 289.

que possible : il est rare que j'accorde à un diabétique plus de 50 grammes de pain par jour, et souvent je le supprime tout à fait, ainsi que les féculents (macaroni, pâtes d'Italie, riz, sagou) qui, relativement à leur teneur en azote, renferment beaucoup d'amidon. Le tableau suivant, que j'emprunte à Boussingault, permet de s'orienter à cet égard (1).

Composition centésimale de quelques aliments amylacés (2).

	MATIÈRES albuminoïdes.	MATIÈRES grasses.	AMIDON et dextrine.	EAU.	RAPPORT de l'amidon à l'albumine.
Riz	7,5	0,5	76	14,6	10,0
Pommes de terre	2,8	0,2	23,2	73	8,3
Sagou	9,1	0,6	74,7	13	8,2
Vermicelle	9,5	0,3	76,4	12,5	8
Pain de Paris	7	0,2	55,3	36,5	7,9
Brioche	10,9	10,9	41,3	17,9	3,7
Echaudé	15,8	15,8	54,1	13,6	3,4
Préparation de gluten	21,3	1	64,7	12,2	3
Pois secs	23,8	1,6	55,7	13,5	2,3
Lentilles	25	2,5	55,7	12,5	2,2
Haricots blancs	26,9	3	48,8	15	1,8

(1) Boussingault. *Annales de chimie et de physique*, 1875, 5e série, V.

(2) En additionnant *horizontalement* les chiffres des quatre

La dernière colonne de ce tableau nous montre que le riz, la pomme de terre, le sagou (ainsi que le tapioca), le vermicelle (et les pâtes d'Italie) renferment, pour 1 d'azote, plus d'amidon que le pain. *A priori*, il semble qu'on doive interdire tous ces aliments ; et cependant le Pr Mossé a montré que certains diabétiques se sont bien trouvés de l'usage de pommes de terre (1). Ce régime, qui convient seulement aux diabétiques dont le pouvoir glycolytique n'est pas trop diminué, agit surtout en réduisant l'apport de l'albumine animale, source de glycose (Voir p. 75).

Von Noorden, au lieu de pommes de terre, a préconisé la farine d'avoine (2).

Dans la brioche et l'échaudé, il y a trois à qua-

premières colonnes, on n'obtient pas 100, parce que j'ai supprimé le chiffre des sels, et que, pour les pois secs, lentilles et haricots blancs, j'ai négligé de donner celui des pellicules, qui varie de 2 et 3 p. 100.

(1) Mossé, *Revue de médecine*, 1902.

(2) Elle se donne aux malades additionnée de beaucoup de graisse, de sorte que le mot : *cure par la farine d'avoine*, n'est pas rigoureusement exact. Blum a montré (*Semaine médicale*, 5 juillet 1911), que la farine d'avoine n'agit pas d'une manière spécifique et que ce qui est efficace dans la cure, c'est l'intercalation de jours de légumes (c'est-à-dire d'alimentation insuffisante) et la privation de viande.

tre parties d'amidon pour une partie d'azote. Ces aliments sont donc bien supérieurs au pain et présentent de plus l'avantage de renfermer une très forte proportion de graisse.

Quant aux préparation de gluten, si l'on se fie aux analyses publiées, il y aurait des biscottes renfermant plus d'albumine que d'hydrates de carbone, avec une proportion de graisse assez élevée. Certains diabétiques ont eu de bons résultats de ces préparations, qui seraient recommandables n'était leur prix relativement élevé. A côté d'elles se rangent beaucoup de pains, dont les progrès de l'industrie augmentent chaque jour le nombre.

Les légumes secs (pois, lentilles, haricots blancs), qui terminent le tableau ci-dessus, renferment, pour un gramme d'hydrates de carbone, environ quatre fois plus d'albumine végétale que le pain. Théoriquement, ces aliments ne seraient pas mauvais pour les diabétiques, puisque, pour 1 gramme d'azote, ils ne leur donnent que 2 grammes seulement d'amidon. Mais il paraît difficile qu'un sujet doué d'appétit se contente d'une seule cuillerée de pois ou de lentilles. Or, s'il en ingère davantage, il absorbera une quantité absolue d'amidon assez considérable. La question de *volume* des aliments est importante chez le diabétique ; car, s'il n'a pas la sensation que son estomac est rempli, il ressent vivement la faim.

Aussi suis-je relativement tolérant pour les légumes aqueux, même pour ceux que leur saveur plus ou moins douce ou sucrée rend suspects à beaucoup de médecins et de malades. Comme exemple, j'autorise la courge (en quantité modérée naturellement). En effet, elle renferme plus de 90 p. 100 d'eau et moins de 6 p. 100 d'hydrates de carbone (la pomme de terre en renferme 20 p. 100). Les matières albuminoïdes ne sont d'ailleurs pas en quantité négligeable dans la courge : 1 partie pour 6 d'hydrates de carbone, tandis que le pain, également pour 1 partie d'albumine, contient près de 8 parties d'amidon. La différence, dira-t-on, n'est pas considérable ; mais, vu la proportion d'eau que contient la courge, il est difficile, avec elle, d'ingérer beaucoup d'hydrates de carbone.

C'est pour ce motif que les légumes verts constituent un aliment précieux pour le diabétique. Ils sont, à la vérité, pauvres en azote ; mais ils le sont surtout en hydrates de carbone, quand ils sont cuits. Il en est, par exemple la salade, qui, même sans cuisson, n'ont pas plus d'hydrates de carbone que d'albumine. Enfin ils ont l'avantage de posséder, comme les fruits, diverses substances peptiques agréables au goût.

Au point de vue qui nous occupe les pommes de terre *nouvelles* peuvent être rapprochées des légumes verts. En effet les grains de fécule n'y sont pas encore développés. On peut s'en rendre compte sur des coupes colorées avec de l'iode (Faucher) (1).

Il y a donc une différence assez considérable entre la pomme de terre farineuse et la pomme de terre nouvelle. C'est cette dernière seule qu'il faut, en général, autoriser.

Fruits. — Les fruits sont proscrits en bloc

(1) Faucher, *Bulletin de la Soc. méd. des hôpit. de Paris*, 1911, p. 738.

par presque tous les médecins. Je crois que c'est à tort ; car leur privation est pénible à beaucoup de malades. Elle paraît d'ailleurs peu justifiée, si on réfléchit que la plupart, même ceux qui ont une saveur nettement sucrée, ne renferment guère plus d'hydrates de carbone que les légumes permis aux diabétiques. A poids égal, dit Kraus, les fruits contiennent de six à douze fois moins d'hydrates de carbone que le pain blanc. Les oranges, si leur maturation n'est pas complète, n'en renferment guère plus de 3 p. 100. Il faut environ 200 grammes d'oranges *pelées* pour avoir l'équivalent de la quantité de sucre fourni par 10 grammes de pain.

Dans les abricots, la proportion d'hydrates de carbone ne paraît pas plus élevée. La pêche est même un peu plus pauvre. Ce fruit permet donc de satisfaire les caprices des diabétiques. En en mangeant même 100 grammes, ils n'ingèrent qu'une quantité de sucre négligeable.

Il ne faut d'ailleurs pas oublier que des différentes matières sucrées, dosées en bloc, et désignées comme sucre, tout n'est pas nécessairement nuisible au diabétique : ainsi, les pentoses, même non utilisés, peuvent le plus souvent traverser l'organisme sans inconvénient (1) ; ils augmentent la *glycurie*, mais pas la *glycosurie*. D'autres sucres sont utilisés, si la quantité ingérée n'est pas trop forte, notamment le lévulose.

Si l'on a affaire à un diabétique tolérant bien une cinquantaine de grammes de lévulose, et que son peu de ressources ne lui permette pas de consommer ce sucre (2), on pourra accorder une petite dose de miel (qui renferme à peu près la moitié de son poids de lévulose), ou bien du saccharose qui, en se dédoublant, en fournit juste la moitié de son poids. Il est à noter qu'il y a un peu plus d'un demi-siècle, quelques médecins ont administré à des diabétiques d'assez fortes quantités de saccharose, les uns, comme Piorry, guidés par la théorie absurde que l'organisme perdant du sucre, il convenait de lui en restituer, les autres, empiriquement, ayant remar-

(1) A forte dose les pentoses peuvent produire de la diarrhée.
(2) Le lévulose coûte plus de 6 francs le kilogramme.

qué, par hasard, que leurs malades s'étaient bien trouvés de son emploi. J'ai publié un fait de ce genre (1).

Sucre de lait. — Quelques diabétiques le tolèrent assez bien. Mais c'est plutôt au lait lui même qu'on a recours. Or, le lait est un aliment complexe, et le lactose n'est pas le seul principe du lait qui puisse augmenter la glycosurie (2).

On a vu des diabétiques assimiler 3 litres de lait et même davantage, mais on n'observe guère ce résultat que chez ceux qui sont tenus au régime lacté exclusif (3).

Chez la plupart, la tolérance est faible : alors qu'au régime strict le malade n'a pas de glycosurie, celle-ci apparaît après l'ingestion d'un demi-litre de lait. Aussi a-t-on conseillé l'usage de laits privés de lactose ; Wright a proposé le

(1) Lépine, *Semaine méd.*, 15 décembre 1900.

(2) Outre 50 grammes de lactose par litre, le lait renferme une proportion à peu près égale de caséine, qui peut fournir du sucre.

(3) Maurel (de Toulouse) a guéri des diabétiques par la cure de lait. Elle agit, dans ce cas, comme supprimant un excès d'alimentation et de stimulation.

mode de préparation suivant : on ajoute au lait trois ou quatre parties d'eau acidulée avec de l'acide acétique ; on précipite ainsi la caséine et la graisse. On filtre sur du calicot ; on lave le précipité, et on le redissout dans une solution salée renfermant en proportions convenables les sels du sérum.

J'ai, dans plusieurs cas, employé ce mode de préparation ; mais les malades, en général, trouvent ce lait artificiel détestable. On peut le sucrer avec de la saccharine. Williamson se contente de diluer de la crème dans l'eau. La crème, à la vérité, renferme près de 4 grammes de lactose pour 100 ; mais, comme on n'en introduit qu'une assez faible quantité dans un litre d'eau, le malade absorbe, en somme, peu de sucre. Malheureusement, le goût de ce mélange d'eau et de crème n'est rien moins que satisfaisant. Le kéfir, qui ne renferme pas de lactose, mais un peu d'alcool et d'acide lactique, est généralement bien mieux accepté par les malades.

II. Alimentation des diabétiques par

les matières protéiques. — Si l'on restreint notablement chez un diabétique l'alimentation par les hydrates de carbone, il faut, de toute nécessité, pour obtenir des aliments les 2 000 à 3 000 calories nécessaires, augmenter la proportion des matières protéiques et des graisses ; et il faut le faire *judicieusement*, car, chez certains diabétiques, un apport exagéré d'aliments protéiques produit une notable augmentation de la glycosurie. L'expérimentation et l'observation clinique l'ont démontré (Külz, Naunyn, Linossier). J'ai aussi, depuis plusieurs années, insisté sur la nécessité de restreindre l'abus de la viande chez les diabétiques. La difficulté est de fixer la limite, car il y a des idiosyncrasies.

Qualité des albuminoïdes. — La qualité n'est pas sans importance : chez certains diabétiques, la viande (surtout la viande crue) produit beaucoup de sucre, et la caséine plus que le même poids d'albumine de l'œuf. C'est l'albumine végétale qui en produit le moins. Il faut donc, par tâtonnement, choisir les substances albuminoïdes les mieux appropriées à l'idiosyncrasie du malade.

III. Emploi de la graisse. — Chez les diabétiques *non acétonuriques*, un large emploi des matières grasses ne comporte guère d'autres contre-indications que l'obésité et l'état des voies digestives (1). Ces substances sont avantageuses, puisque 1 gramme de graisse dégage 8,6 calories, alors que les mêmes poids d'albumine et d'hydrates de carbone n'en donnent que 3,6 et 3,8.

La crème fraîche, le beurre frais, les graisses animales, le cacao (2) sont généralement bien supportés, même à forte dose. Il est des diabétiques qui acceptent volontiers l'huile d'olive (3). Il en est même qui, n'ayant pas de répu-

(1) Je dis *emploi large*, mais non *abus*. Tont abus est dangereux chez les diabétiques.

(2) Le cacao n'est pas un aliment exclusivement *gras*. Certaines marques renferment une proportion énorme d'hydrates de carbone (jusqu'à 49 p. 100 !). Les diabétiques, naturellement doivent s'en abstenir. Mais il est des cacaos qui n'en renferment que 12 p. 100. Le beurre contient 8,5 p. 100 d'hydrates de carbone.

(3) On peut à la rigueur, ainsi que l'a conseillé Maignon, administrer aux diabétiques deux ou trois cuillerées par jour

gnance pour l'huile de foie de morue, se trouvent bien de son emploi.

IV. Boissons alcooliques. — On s'accorde à interdire aux diabétiques les liqueurs sucrées; le champagne, qui peut renfermer plus de 12 p. 100 de sucre; le vermouth, qui peut en contenir 11 p. 100, etc. La bière doit aussi être rangée parmi les boissons défendues, surtout certaines bières qui renferment 5 p. 100 d'hydrates de carbone et probablement d'autres substances nuisibles. Le cidre passe aussi pour pernicieux; puis certains vins blancs où se trouverait une substance (inconnue) favorisant le diabète (?). Tout vin d'ailleurs est nuisible aux diabétiques, s'il est absorbé en quantité exagérée.

Mais l'alcool éthylique, en quantité modérée, étendu d'eau, ou à l'état de vin de bonne qualité, est au contraire utile à ces malades, sauf

d'huile émulsionnée. Rochaix a proposé la formule suivante :

Savon médicinal fraîchement préparé.....	2,5
Eau de laurier-cerise.....................	20
Eau distillée..............................	80
Huile de sésame..........Q. S. pour faire	500 cc.

Aromatiser et sucrer, si le malade le demande, avec un peu de saccharine.

dans le cas de contre-indications tirées de l'état du foie ou des voies digestives. Il leur donne, par gramme d'alcool ingéré, environ 7 calories ; il favorise parfois la digestion et n'augmente pas la glycosurie. Von Noorden rapporte même un cas où 100 grammes d'alcool l'auraient diminuée. C'est une exception.

V. Condiments à saveur sucrée. — La saccharine est employée par les diabétiques à cause de sa saveur sucrée. Elle entre dans la préparation de quelques aliments qui leur sont destinés, notamment dans le chocolat. Or, bien qu'on ait exagéré ses méfaits, il est certain qu'elle est susceptible de produire de la dyspepsie. On peut en tolérer l'emploi, mais non le recommander.

2. — AGENTS MÉDICAMENTEUX.

Sans le régime, les médicaments n'ont que peu d'efficacité dans la cure du diabète ; mais avec son aide ils sont le plus souvent utiles.

1° Antipyrine. — L'*antipyrine* a le défaut de troubler la digestion. D'après Kaufmann, les diabétiques la tolèrent moins bien que les rhumatisants, parce que, loin de garder la diète comme ces derniers, ils surmènent, en général, leur estomac (1). Le *pyramidon* n'a pas cet inconvénient. On a dit qu'il réussissait moins que l'antipyrine chez les diabétiques, mais l'exactitude de cette assertion ne pourra être tenue pour certaine qu'après une longue expérience comparative, car il y a, comme on sait, pour ces médicaments, de singulières idiosyncrasies (2).

Ajoutée à du sang *in vitro*, l'antipyrine *retarde* la glycolyse. Aussi, son action dans le diabète consiste, ainsi que je l'ai montré il y a quinze ans, à mettre obstacle à la glycogénie (3). Cette influence s'exerce surtout par l'intermédiaire du système nerveux, mais aussi, directement, sur la cellule hépatique (Lépine et Porteret).

2° SULFATE DE QUININE. — SALICYLATES. —

(1) M. KAUFMANN, *Zeitschrift für klin. Medicin*, 1903. XLVIII, p. 260 et 346.

(2) L'antipyrine rend l'urine assez fortement lévogyre. On ne peut donc, quand on traite un diabétique par l'antipyrine, se contenter de doser le sucre par le polarimètre.

(3) LÉPINE et PORTERET, *C. R. de l'Acad. des Sciences*, 3 avril et 13 août 1888.

Le *sulfate de quinine* a été maintes fois employé avec avantage chez les diabétiques. Avec Martz, j'ai constaté que, si l'on additionne d'un sel de quinine le sang circulant à travers le foie, ce dernier conserve mieux son glycogène.

L'efficacité des salicylates, dans certains cas, est réelle. On ne sait exactement comment ils agissent.

3° Opium. — Belladone. — L'*opium* a joui autrefois d'une grande réputation dans la cure du diabète. Assurément, il diminue la polyurie et la glycosurie, et remplit certaines indications; mais ce n'est pas, quoi qu'on ait dit, un médicament vraiment *curatif*. Toutefois, on ne peut nier qu'il n'exerce une action antiglycogénique, par l'intermédiaire du système nerveux: si l'on additionne de morphine le sang circulant à travers le foie, on ne diminue pas la destruction du glycogène (Lépine et Martz).

On sait que, pour Lécorché, l'opium agissait en diminuant la dénutrition azotée. Reprenant cette idée, von Mering et Minkowski pensent que l'opium est particulièrement apte à empêcher la glycogénie qui se fait aux dépens des matières protéiques. Cette action serait précieuse ; mais je n'ai pu me convaincre de sa réalité.

Dans quelques cas, la *belladone* (ou l'*atropine*), associées ou non à l'opium, ont paru utiles. Mais, en raison de la sécheresse de la gorge que ces substances déterminent, on ne peut continuer longtemps leur emploi.

4° Bromures. — Les *bromures*, dans certains cas, surtout dans le diabète nerveux, semblent capables de modérer la glycogénie ; mais leur action déprimante ne permet pas d'en prolonger indéfiniment l'usage.

5° Alcalins. — Les alcalins, au contraire, à dose modérée, sont utiles à presque tous les diabétiques et pendant longtemps. On sait qu'ils favorisent les oxydations (probablement en se transformant en peroxydes). Il est vraisemblable qu'ils agissent de la sorte dans le diabète. Mais il est possible que leur action ne se borne pas à favoriser les oxydations et qu'ils contribuent à la fixation du glycogène du foie, c'est-à-dire à ce que j'ai appelé l'*euzoamylie*.

Dans certains cas, ils augmentent la glycogénie et la glycosurie. Il s'agit alors généralement de diabétiques en état de dénutrition.

6° MANGANÈSE. — Les sels de manganèse font partie intégrante des oxydases (Bertrand). Mais les oxydases n'ont pas d'action sur la glycolyse. C'est dire qu'on ne peut compter beaucoup sur le manganèse dans la cure du diabète.

7° JAMBUL. — Le *jambul* est une myrtacée des Indes orientales. Son action, d'ailleurs très faible, paraît antiglycogénique (Colosanti, Martz).

8° OPOTHÉRAPIE HÉPATIQUE. — Elle a été recommandée par Gilbert et Carnot, dans les cas où l'activité de la cellule hépatique est nettement diminuée. Parfois, dans ces cas, elle a donné de bons résultats.

9° OPOTHÉRAPIE PANCRÉATIQUE. — On sait que la sécrétion interne du pancréas, outre son pouvoir d'exciter la glycolyse a celui de contribuer à la fixation du glycogène (euzoamylie). Théoriquement il était donc permis de compter beaucoup sur l'opothérapie pancréatique. En fait, les résultats ont presque toujours été décevants, ce qui prouve que nous ne savons pas encore préparer un extrait de pancréas équivalent à la sécrétion interne (1).

10° Levure de bière. — Le suc de la levure est certainement glycolytique, ainsi que l'a montré Büchner. Aussi était-il naturel de l'employer dans le diabète, bien que, d'après mes expériences faites avec Martz (2), il ne soit pas très actif. Mais les résultats ont été nuls.

3. — AGENTS PHYSIQUES.

1° Exercice musculaire. — Il convient de placer au premier rang l'exercice musculaire si justement préconisé par Trousseau et Bouchardat, qui en faisaient un élément important de la cure du diabète. Malheureusement, on ne

(1) La transplantation d'un pancréas d'animal sous la peau d'un diabétique ne serait à tenter (dans les cas où l'insuffisance du pancréas est certaine), que s'il y avait des chances très sérieuses pour qu'un pancréas transplanté conserve son activité fontionnelle. Mais, dans l'état actuel de la science, nous sommes fondés à croire le contraire. Enfin, il ne faut pas perdre de vue que l'opération, même pratiquée avec soin, peut être suivie de phlegmon.

(2) Lépine et Martz, *Archives de pharmacodynamie*, 1899, p. 99.

peut le recommander à tous les malades, et il faut même l'interdire aux diabétiques arrivés à la période de dénutrition ; car la fatigue augmente cette dernière. L'exercice musculaire intempestif agit donc comme le surmenage intellectuel, les soucis, etc.

2° Climats. — L'utilité d'un séjour hivernal dans un climat chaud ne me paraît pas avoir été jusqu'ici appréciée à sa valeur dans le traitement du diabète. Ce n'est pas que tous les diabétiques craignent le froid ; mais il semble résulter d'observations assez précises que leur glycosurie est moindre, toutes choses égales, s'ils séjournent dans un climat chaud, ce qui peut tenir à la fois à ce que l'activité de la glycolyse est accrue et que l'économie n'est pas sollicitée par l'impression du froid à augmenter le métabolisme des hydrates de carbone.

3° Électricité. — On a traité des diabétiques par les courants continus, par l'électricité statique et, plus récemment, par les courants de haute fréquence. Les résultats ont été médiocres, et même, dans certains cas, défavorables : De Renzi et Reale, chez des diabétiques virtuels, dont le sucre avait disparu de l'urine, l'ont vu reparaître à la suite de l'emploi de courants de haute fréquence.

4° Irradiations. — La médication du diabète par les irradiations me paraît une méthode d'avenir. Il résulte de nos expériences sur le chien vivant et sur des organes *in vitro* que des rayons X à faible dose excitent la glycolyse et qu'à forte dose ils restreignent la glycogénie (1). Théoriquement ils devraient être utiles dans la cure du diabète ; mais il faut bien reconnaître que jusqu'ici les résultats n'ont pas été favorables et qu'en tout cas les spécialistes ont un apprentissage à faire.

(1) Voir Lépine et Boulud. *C. R., de l'Acad. des Sciences* 11 janv. 1904. — Lépine, Médication des troubles nutritifs, p. 552, dans le volume *Médications générales*, de la Bibliothèque de thérapeutique.

CONCLUSIONS PRATIQUES

Les sujets héréditairement prédisposés au diabête, et que leur position sociale met en état de régler leur vie, devront éviter, autant que cela est en leur pouvoir, les causes de cette maladie, que nous avons énumérées, et en particulier l'excès de l'alimentation, non seulement l'abus des hydrates de carbone, mais celui des aliments azotés. Ils devront mener une vie hygiénique, de préférence au grand air, et faire beaucoup d'exercice. Grâce à ces précautions, ils auront toutes chances de ne pas devenir diabétiques.

En face d'un diabète confirmé, le premier soin du médecin sera d'examiner le sujet d'une manière minutieuse, en tenant compte de toutes les causes de la maladie et des particularités du cas. Avant de traiter le diabète, il faut voir s'il constitue la seule anomalie de la nutrition, ou si, comme il arrive très souvent, d'autres troubles nutritifs ne s'y joignent pas : le Dr Rodriguez a publié l'observation très remarquable d'un diabétique hyperchlorurique chez lequel le régime achloruré a suffi pour faire disparaître en grande partie la glycosurie. Il faut donc se préoccuper de toute anomalie, alors même qu'elle ne paraît pas en relation directe avec le diabète. Chez un arthritique dans la force de l'âge, le régime, l'usage d'une eau alcaline et l'exercice suffiront, dans le plus grand nombre des cas, à faire disparaître la glycosurie, c'est-à-dire à ramener le malade à l'état de diabétique virtuel. Le régime a la plus grande importance. C'est surtout chez ces malades qu'il faut limiter l'ingestion des viandes.

Quant aux cas les plus fréquents, ceux où la cause pathogénique est complexe, on les *tâtera* avant d'instituer le traitement définitif. Les idiosyncrasies sont telles qu'on est le plus souvent, hors d'état, *a priori*, de tomber sur le médicament le plus actif, et sur le régime le plus approprié. Ainsi, j'ai vu un malade chez lequel c'est le sulfate de quinine qui, de tous les médicaments, a été le plus utile. Or, ce n'est certes pas ce qu'on observe chez la plupart des diabétiques. Quant au régime, j'ai insisté sur l'avantage qu'il y a à observer de très près les effets des différentes matières albuminoïdes sur la glycosurie. Ce n'est qu'après quelques essais qu'on pourra faire un choix entre divers aliments en apparence similaires ; avec de la patience, on y arrivera presque toujours. Aussi peut-on dire que, si le traitement est bien approprié au cas, et le malade docile, une amélioration très notable se produira (dans le cas du diabète *non compliqué*) environ 95 fois sur 100. On aurait donc tort de considérer, d'une manière générale, cette maladie comme très grave. La plupart des diabétiques peuvent être longtemps maintenus dans un état relativement satisfaisant ; mais c'est à la condition qu'ils se soigneront, *comme des malades*, et seront surveillés par un médecin expérimenté.

TABLEAUX ANNEXES

1° Calories fournies par quelques aliments renfermant une quantité négligeable d'hydrates de carbone.

En supposant une utilisation normale dans l'intestin, 100 grammes de substance *fraîche* donnent (1) :

1° *Aliments riches en graisses.*

	Environ.	
Huile	900	calories
Beurre	810	—
Lard frais	720	—
Oie grasse	500	—
Fromage à la crème	430	—
— de Gruyère	420	—

(1) Les chiffres suivants sont, en général, inférieurs à ceux des tableaux similaires publiés dans d'autres ouvrages. La différence tient à ce qu'ici les calories sont calculées d'après les chiffres d'Atwater *corrigés* (Voy. p. 48). — Je fais d'ailleurs les réserves les plus expresses sur la valeur pratique de ces chiffres. Je les rapporte pour suivre l'usage et sans qu'ils m'inspirent confiance. Je me suis expliqué à cet égard (*Méd. des troubles nutritifs*, in Médications générales de la Bibliothèque de thérap. de Gilbert et Carnot, p. 518).

Cervelas	420	calories
Viande de porc frais	380	—
Jaune d'œuf	350	—
Fromage de Brie	310	—

2° *Aliments relativement peu riches en graisses.*

Viande de boucherie (grasse).	160 à 130	calories
Canard	139	—
Lièvre, chevreuil, pigeon	110	—
Viande de boucherie (maigre)	95	—
Raie	95	—
Homard	80	—
Blanc d'œuf	54	—
Moules	59	—
Champignons de couche	30	—
Cèpes	25	—
Asperges	15	—
Laitue pommée	12	—
Concombres	9	—

100 grammes de substance *sèche* donnent :

Lard salé	770	calories
Hareng sec, fumé (1)	312	—
Morue sèche, salée	300	—

(1) Renfermant environ 15 p. 100 de graisse.

2° Calories nécessaires a l'homme sain, suivant les climats et les saisons (1).

	Par kilogr. et par 24 heures.
Saison chaude des pays chauds........	30
— froide des pays chauds et été des pays tempérés................	35
— intermédiaire des pays tempérés et été des pays froids.........	40
— froide des pays tempérés et intermédiaire des pays froids..	45
— froide des pays froids.............	50

3° Teneur en hydrates de carbone de quelques aliments végétaux (2).

Légumes.

	Pour 100 de substance fraîche, environ :
Pommes de terre....................	20,0
Salsifis.............................	15,0

(1) Ce tableau est emprunté à Maurel (*Archives de médecine navale*, 1900 et 1901, LXXIV, p. 366, et LXXV, p. 5 et 81). A vrai dire, ces chiffres me paraissent forts et se rapportent surtout à des individus très vigoureux.

L'organisme du diabétique n'a pas besoin, en général, de plus de calories (par kilogr.) que l'organisme de l'homme sain. Kolisch admet même qu'il peut se contenter d'un chiffre moindre que ce dernier, ce qui se comprend, à la rigueur, pour les diabétiques à nutrition ralentie.

(2) D'après König, *Chemische Zusammensetzung der menschlichen Nahrungs-und Genussmittel.*

Topinambours	14,2 (1)
Céleri	11,8
Cresson alénois	11,6
Bulbes d'oignons	10,8
Truffes fraîches	10,
Raves	10,0
Armoise	9,4
Carottes	9,3
Civette	9,0
Radis noir	8,4
Anet (*Anethum*)	7,4
Courge	7,3
Feuilles de betterave	7,2
Melon	7,1
Poireau	6,5
Choux rouges	6,2
Choux de Bruxelles	6,2
Choux frisés	6,0
Choux-fleurs	4,5
Épinards	4,4
Artichauts	4,3
Choux-raves	4,0
Oseille	3,4
Asperges	2,6
Concombres	2,3

Fruits.

Dattes	74
Glands torréfiés	90
Raisins *secs*, prunes *sèches*	62
Châtaignes	38
Bananes	23
Prunes Reine-Claude	14

(1) Les hydrates de carbone du topinambour sont constitués surtout par de l'*inuline*, qui donne, en s'hydratant dans l'intestin, du *lévulose*, sucre généralement mieux assimilé par le diabétique que le glycose (Voy. p. 69).

Pommes	13
Cerises	12
Mûres, poires, abricots	11
Groseilles à maquereau	10
Noix fraîches, fraises	8
Myrtilles	6
Framboises	5

4° Teneur en alcool et en hydrates de carbone de quelques boissons alcooliques.

Par litre :	Moyennes (en grammes)	
	d'alcool (1).	d'hydrates de carbone.
Madère	150	5
Muscat, malaga	120	18
Vins de Grèce et d'Italie	110	6
Champagne	80	17
Bordeaux	85	1,5
Vins ordinaires	60	1
Cidres	De 45 à 15	De 4 à 1
Bières	De 50 à 25	De 50 à 3
Liqueurs	De 500 à 300	Jusqu'à 500

(1) On remarquera que ces chiffres expriment des *grammes* et non des degrés centésimaux.

TABLE DES MATIÈRES

14373-11 — Corbeil. Imprimerie Crété.

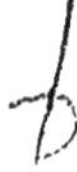

www.ingramcontent.com/pod-product-compliance
Ingram Content Group UK Ltd.
Pitfield, Milton Keynes, MK11 3LW, UK
UKHW021205220726
13924UKWH00003B/1333